U0197307

半月板损伤
诊疗方法与手术技术

Meniscal Injuries
Management and Surgical Techniques

原　著　John D. Kelly, IV

主　译　章亚东　汪喜顺　张　蔷　陈　磊

译　者（按姓名汉语拼音排序）

　　　　陈　磊　丁云鹏　顾东强　贾海港

　　　　汪喜顺　薛　超　张　蔷　章亚东

北京大学医学出版社

BANYUEBAN SUNSHANG——ZHENLIAO FANGFA YU SHOUSHU JISHU

图书在版编目（CIP）数据

半月板损伤：诊疗方法与手术技术 / (美) 约翰·
凯利 IV (John D. Kelly, IV) 原著；章亚东等主译.
—北京：北京大学医学出版社，2021.7
书名原文: Meniscal Injuries：Management and
Surgical Techniques
ISBN 978-7-5659-2381-4

Ⅰ.①半… Ⅱ.①约… ②章… Ⅲ.①半月板—关节
损伤—诊疗②半月板—关节损伤—外科手术 Ⅳ.①R684
②R687.3

中国版本图书馆CIP数据核字(2021)第050052号

北京市版权局著作权合同登记号：图字：01-2015-6031

Translation from English language edition:
Meniscal Injuries: Management and Surgical Techniques
by John D. Kelly, IV
Copyright © 2014 Springer New York
Springer New York is a part of Springer Science+Business Media
All Rights Reserved.

半月板损伤——诊疗方法与手术技术

主　　译：章亚东　汪喜顺　张　蕾　陈　磊
出版发行：北京大学医学出版社
地　　址：（100191）北京市海淀区学院路 38 号　北京大学医学部院内
电　　话：发行部 010-82802230；图书邮购 010-82802495
网　　址：http：//www.pumpress.com.cn
E - mail：booksale@bjmu.edu.cn
印　　刷：北京信彩瑞禾印刷厂
经　　销：新华书店
责任编辑：冯智勇　　责任校对：靳新强　　责任印制：李　啸
开　　本：787 mm × 1092 mm　1/16　　印张：8　字数：200 千字
版　　次：2021 年 7 月第 1 版　2021 年 7 月第 1 次印刷
书　　号：ISBN 978-7-5659-2381-4
定　　价：120.00 元
版权所有，违者必究
（凡属质量问题请与本社发行部联系退换）

原著者

Geoffrey D. Abrams, M.D. Department of Orthopedic Surgery, Rush University Medical Center, Chicago, IL, USA

Nicole S. Belkin, M.D. Department of Orthopaedic Surgery, Hospital of the University of Pennsylvania, Philadelphia, PA, USA

James L. Carey, M.D., M.P.H. Department of Orthopaedic Surgery, Penn Center for Advanced Cartilage Repair and Osteochondritis Dissecans Treatment, Hospital of the University of Pennsylvania, Philadelphia, PA, USA

Brian J. Cole, M.D., M.B.A. Department of Orthopedic Surgery, Rush University Medical Center, Chicago, IL, USA

Brian Eckenrode, P.T., D.P.T., O.C.S. Department of Physical Therapy, Arcadia University, Glenside, PA, USA

Matthew B. Fisher, Ph.D. Department of Orthopaedic Surgery, University of Pennsylvania, Philadelphia, PA, USA

Anil K. Gupta, M.D., M.B.A. Department of Orthopedic Surgery, Rush University Medical Center, Chicago, IL, USA

Joshua D. Harris, M.D. Department of Orthopedic Surgery, Rush University Medical Center, Chicago, IL, USA

John G. Horneff III, M.D. Department of Orthopaedic Surgery, Hospital of the University of Pennsylvania, Philadelphia, PA, USA

Jason E. Hsu, M.D. Department of Orthopaedic Surgery, Hospital of the University of Pennsylvania, Philadelphia, PA, USA

Ann Marie Kelly Department of Orthopedics, University of Pennsylvania, Philadelphia, PA, USA

John D. Kelly IV, M.D. Department of Orthopaedic Surgery, Hospital of the University of Pennsylvania, Philadelphia, PA, USA

Viviane Khoury, M.D. Department of Radiology, University of Pennsylvania, Philadelphia, PA, USA

Peter R. Kurzweil, M.D. Memorial Orthopaedic Surgical Group, Long Beach, CA, USA

Robert L. Mauck, Ph.D. Mckay Orthopaedic Research Laboratory, University of Pennsylvania, Philadelphia, PA, USA

Frank A. McCormick, M.D. Department of Orthopedic Surgery, Rush University Medical Center, Chicago, IL, USA

Kevin J. McHale, M.D. Department of Orthopaedic Surgery, Hospital of the University of Pennsylvania, Philadelphia, PA, USA

Min Jung Park, M.D., M.M.Sc. Department of Orthopaedic Surgery, Hospital of the University of Pennsylvania, Philadelphia, PA, USA

Christos D. Photopoulos, M.D. Hospital of the University of Pennsylvania, Philadelphia, PA, USA

Marisa Pontillo, P.T., D.P.T., S.C.S. GSPP Penn Therapy and Fitness at Penn Sports Medicine Center, Philadelphia, PA, USA

Feini Qu, B.S.E. Department of Orthopaedic Surgery, University of Pennsylvania, Philadelphia, PA, USA

Brian J. Sennett, M.D. Department of Orthopaedic Surgery, Penn Sports Medicine Center, University of Pennsylvania, Philadelphia, PA, USA

Amy E. Sewick, M.D. Department of Orthopaedic Surgery, Hospital of the University of Pennsylvania, Philadelphia, PA, USA

K. Donald Shelbourne, M.D. Shelbourne Knee Center, Indianapolis, IN, USA

Fotios Paul Tjoumakaris, M.D. Department of Orthopaedic Surgery, Jefferson Medical College, Rothman Institute Orthopaedics, Egg Harbor Township, NJ, USA

Stephen J. Torres, M.D., B.S. Department of Orthopaedic Surgery, Hospital of the University of Pennsylvania, Philadelphia, PA, USA

Scott E. Urch, M.D. Shelbourne Knee Center, Indianapolis, IN, USA

Pramod B. Voleti, M.D. Department of Orthopaedic Surgery, Hospital of the University of Pennsylvania, Philadelphia, PA, USA

译者前言

　　随着我国全民健身运动的开展，相关运动损伤的数量逐年增加，半月板损伤是其中最为常见的运动损伤之一。纵览运动医学发展史，半月板损伤的治疗经历了全部切除 - 部分切除 - 缝合修复 - 移植 - 重建等多个发展阶段。随着生物工程学等相关学科的进步，半月板支架、生物替代物等前沿科技也逐渐走入医生的视野，为半月板损伤的治疗带来了新的气象，给临床医生增添了新的手段。

　　本书是美国宾夕法尼亚大学医院骨外科 John D. Kelly Ⅳ 教授和他的团队根据其在半月板诊疗方面 40 余年积累的丰富经验，精心编写的一部专著。书中详细介绍了半月板损伤的诊断原则、治疗方法与决策、手术技术、术后康复等各个方面。包含了其研究团队大量独特的见解和临床技巧。并且，通过总结半月板损伤的最新实验研究结果，为我们展示了这一领域鼓舞人心的基础研究成果：半月板支架、加速半月板修复技术和半月板生物替代物等。本书资料翔实、配图精美，是骨科和运动医学科医生不可多得的学习资料。

　　对于本书的翻译，我们在内容和形式上，均尽量做到忠实原文，反映原著者的观点，但由于水平有限、时间紧迫，书中难免存在不妥之处，恳请广大读者批评指正。"他山之石可以攻玉"，我们真诚希望本书的出版能为广大骨科及运动医学科医生的临床和研究工作提供参考和帮助。真诚感谢为本书出版付出大量心血的所有专家、同道和朋友。

译　者

原著序言

　　完整地编著这样一本综合性的全面介绍膝关节半月板外科的著作很重要也很及时。该书由多名作者精心构思并写作后编辑而成，部分内容由 John D. Kelly Ⅳ 博士独立完成。在过去相对短暂的 40 年里，在以下领域中出现了惊人的进展：关于半月板对膝关节健康和功能的重要作用的认识与理解；不断完善手术技术以在治疗半月板损伤的同时最大限度地保留有功能的半月板组织。John D. Kelly Ⅳ 博士和本书其他编者们捕捉到了这些进展性的信息。本书包括诊断原则、治疗指南、治疗决策、手术技术、术后护理（包括康复）等，以及关于半月板损伤的修复、再生和移植等内容的最新临床和实验室研究成果，并配以精美的插图展示和翔实的文献参考。

　　本书前 3 章是重要基础知识的研究回顾，涵盖了半月板的解剖、半月板损伤的病史和体格检查（包括很多临床检查及评估方法的详细描述，其中一个检查对我来说也是新的——Thessaly 试验），以及半月板损伤的影像学，相信感兴趣的读者会喜欢这部分内容。中间 6 章主要着眼于半月板损伤的手术治疗，包括半月板部分切除、半月板修复的适应证、半月板修复技术（其中一章专门介绍半月板根性撕脱的诊断和修复）、同种异体半月板移植以及半月板修复后的功能康复。最后 3 章是关于目前正在进行的令人兴奋的基础研究的内容，重点是开发或测试促进半月板愈合和（或）再生的各种不同方案，包括半月板支架以及加快半月板修复、恢复半月板功能的生物替代物。

　　我极力推荐这本书，鼓励所有对膝关节外科感兴趣的骨科医生拥有并且仔细阅读本书。无论你是否有丰富的临床经验，你都能从本书中学到很多，我预计本书会在今后很长一段时间里成为该领域的一本主要参考书。

Kenneth E. DeHaven，M.D.

Rochester，NY，USA

原著前言

半月板损伤显然是膝关节外科医生面临的最常见的膝关节疾病。事实上，半月板撕裂的诊断和治疗是运动医学的基本问题。半月板曾经被认为是多余的结构，而现在它在膝关节功能和健康方面的重要作用逐渐凸显。随着人口寿命的延长和老年患者生活方式的积极化改变，保持半月板的完整性已变得越来越重要。

本书会将有助于半月板损伤诊治的最新科学数据呈献给读者。我真诚地希望和期待这本书能够给医疗从业者传递半月板外科的"精髓"，最终帮助他们提高治疗水平，为患者保留尽可能多的半月板功能。

感谢本书的作者们，他们都是半月板外科学领域的引领者。有了他们的帮助才使这本基于最新科技发展成果的专著得以面世，这些发展成果涉及半月板功能、生物力学、移植、影像学、诊断、外科修复以及康复锻炼。

感谢半月板外科学的先驱们——Ken DeHaven、Dilworth Cannon 以及 Charles Henning 博士，当传统观念认为半月板是个可有可无的结构时，他们已经意识到了修复半月板的价值。

感谢我的老师 Joseph Torg、James Nixon 和 John Lachman 博士，是他们教会了我处理骨骼肌肉系统损伤患者的基本原则。我还要特别感谢一位出色的导师，Ray A. Moyer 博士，感谢他的祝福，感谢他在患者护理和保守治疗方面教会我很多，更重要的是，感谢他的正直和诚实。我在 Moyer 博士的指导下学到的很多知识是我一直能为患者提供优质服务的基础。我要毫无保留地分享 Moyer 博士的教学经验，给予医学生、住院医师、科室同事以道德和人文方面的关怀。

我要对我们的主任 L. Scott Levin 博士表示感谢，在宾夕法尼亚大学骨外科工作期间，他一直支持我在学术方面的兴趣，并为我营造了一个独特的鼓励科学研究与发现的氛围。此外，我的同事、运动医学专业的主任 Brian Sennett 博士可谓是上天赐予我的搭档。事实上，自我 5 年前进入宾夕法尼亚大学工作时起，他就全力支持我在教学、科研和临床方面的工作。

Jennifer Schneider 是一位优秀的充满正能量并鼓舞人心的编辑，她对我和其他作者都表现出异常的耐心和善心。我很欣赏她的职业精神、专业知识和技能。

最后，感谢我的家人，他们是除了我的信仰以外，我生命中最重要的力量源泉。我的父母 John D. 和 Loretta T. Kelly，为了资助我的学业并给我传输正确的价值观而做出了很多牺牲。我感谢忠诚可爱的妹妹 Mary Ann 和一直默默支持我的双胞胎兄弟 Michael。

我的女儿 Mary 和 Ann Marie 也带给了我超乎想象的快乐。我不禁感叹她们是如此的聪明和善解人意。我的妻子 Marie 与我结婚 25 年了，我深情地称她为"圣母玛利亚"，她一直是爱、忠诚、智慧的不竭源泉。因为她无条件的支持，与我同舟共济，对我不断激励，才能使我的很多梦想（包括完成这本著作）得以实现。

John D. Kelly IV , M.D.
Philadelphia，PA，USA

目录

第一章 半月板的解剖

引言

半月板一词源于希腊语中的"meniskos"，是月牙的意思。半月板存在于人体的多个关节，如颞下颌关节、胸锁关节、肩锁关节以及膝关节。最大的两个在膝关节内，根据其所在的位置分别命名为内侧半月板和外侧半月板。本章将重点介绍膝关节半月板的结构和与其功能密切相关的解剖学特征。此外，其他的重点包括讨论半月板结构如何在半月板损伤中受到波及，以及半月板病变的治疗原则。半月板曾一度被认为是膝关节内多余的结构，毫无作用。如今，人们逐渐意识到半月板在膝关节中发挥着重要的作用，其在解剖上有鲜明的特点，这是半月板发挥多种重要功能的基础。

胚胎学

在胚胎发育早期，受精后第4周左右出现下肢胚芽[1]。在股骨和胫骨之间未分化的胚基区观察到，第6周时股骨、胫骨、腓骨开始进行软骨化，第7周左右就能看到明显的关节，第7周半时胚胎组织发育成3个不同的胚层，第8周时半月板就发育成了一个单独的结构，它主要由软骨胚胎中层的间充质细胞形成。最新的世系追踪研究表明，这些间充质细胞来源于软骨膜和软骨间叶原基[2]。第8~16周，关节腔不断发育形成膝关节的雏形[1,3,4]。从发育的角度看，半月板在妊娠早期就已经拥有了定向发育的细胞和细胞外基质。随着进一步的发育成熟，细胞数量逐渐减少，而排列整齐的胶原基质越来越占据多数[5]。随着细胞外基质的成熟，组织不断地去血管化，以至于在成人，血管仅供应半月板滑膜缘附近的外侧25%的区域。

组织学

成人半月板的功能细胞主要是纤维软骨细胞。半月板的外2/3外观与纤维软骨相似，内1/3更像透明软骨[6-8]。在半月板结构的不同位置有4种不同种类的纤维软骨细胞。半月板表面是梭形细胞，外观与扁平软骨细胞相似，含有长的胞质突起，与邻近的细胞构成复杂的网状结构[9,10]。深部细胞呈典型的卵圆形，外观与关节软骨过渡区及放射状区的软骨细胞相似[10]。这些细胞不直接接触，均匀地分布于整个细胞外基质。两个区域之间是另外两种类型的细胞，主要在胞质突起的数量上有所不同[9]。这种分布对于半月板构架的形成很重要。

半月板的纤维软骨结构在其整体功能中起着重要的作用，通过扫描电镜观察，这种纤维软骨结构可以分为三层（图1.1）。浅层由细小的胶原纤维组成，平行于表面排列并形成网状结构；中间层是更大的胶原纤维呈径向分布，伴有以各种角度分布于整个区域的交联纤维；深层构成了半月板的主体，这些纤维呈环形排列[11-13]。这种定向排列对半月板的生物力学强度至关重要，使之能耐受

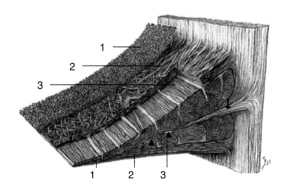

图 1.1　半月板纤维方向剖视图。（1）浅表网格层，（2）网状层，（3）环形纤维层。箭头表示径向方向的纤维（Reprinted with permission from Springer: Petersen, W. and B. Tillmann, Collagenous fibril texture of the human knee joint menisci. Anat Embryol (Berl), 1998. 197(4): p. 317-24）

最高的张力。环形纤维能够承受轴向载荷并将其转换为环形应力，而径向纤维能够承受剪切应力[11, 13-15]。只有前后角固定牢固时，轴向负荷才能转换为放射状向周围分散的环形应力。显然，这就是半月板前后角撕脱后基本不能愈合的原因。需要重点指出的是，当半月板撕裂被修复时，会有瘢痕愈合，而宽度会有一定程度的短缩。半月板这种自然、精致、微妙的结构从来不能被完全恢复。因此，尽管可以肯定半月板修复对膝关节力学平衡的影响比半月板切除小，但是不可能完全获得像天然半月板那样对软骨的保护效果。

人们普遍认为，成人膝关节半月板细胞外基质含有大约 70％ 的水和 30％ 的干重成分[6]。青少年的膝关节，在胶原和蛋白聚糖成分增加到通常的成人水平之前，其半月板的水含量更高[16]。其干重成分包括胶原蛋白、非胶原蛋白及蛋白聚糖。大部分胶原是Ⅰ型胶原，也含有不同数量的Ⅱ型、Ⅴ型、Ⅵ型胶原[6]。弹性蛋白是一种非胶原蛋白，帮助维持半月板结构的完整性和稳定性，占干重的 0.6％[6, 17]。蛋白聚糖是由蛋白质核心与一

个或多个糖胺聚糖（glycosaminoglycan, GAG）链连接而成。与其他关节软骨相比，同物种的半月板蛋白聚糖含量显著较少[18, 19]。主要的 GAGs 有 6- 硫酸软骨素、4- 硫酸软骨素、硫酸角质素和硫酸皮肤素[6]。

大体解剖

内侧半月板

内侧半月板外观呈 C 形，覆盖约 50% 的内侧胫骨平台。内侧半月板大小 4.4 cm 长、3.1 cm 宽。内侧半月板的尺寸与性别、身高、体重密切相关，做半月板移植手术时考虑到半月板尺寸的因素是很重要的[20]。从前后角看，后角比前角大。内侧半月板与内侧间室有多个附着点。内侧半月板在前后角分别以骨性结构相连，周围与关节囊相连。前方的止点有多种变化，目前的研究显示有 4 种不同的附着方式[21]。后方止于后交叉韧带止点的前面。冠状韧带连接半月板下缘与胫骨[22]。内侧半月板还有特殊的纤维附着于内侧副韧带的深层。

屈膝时内侧半月板大约能前后移动 5 mm，便于股骨进行充分的后滚[23, 24]。由于内侧半月板与周围软组织和骨性结构附着点相对牢固，所以它可以为膝关节提供前后稳定性，这在前交叉韧带（anterior cruciate ligament, ACL）功能不全的情况下最为明显。半月板后角呈楔形分布阻止胫骨向前发生位移，与 ACL 具有重要的协同作用。在 ACL 损伤的情况下，内侧半月板将会承受很大的应力，随着时间的推移，半月板可能会出现撕裂。这样的撕裂会降低半月板特有的减轻震荡的环形应力。此外，ACL 缺失伴内侧半月板切除的患者可能导致胫骨平台的前移平均增加 58%[25]。

外侧半月板

外侧半月板外观呈圆形或卵圆形，大约覆盖 70% 的外侧胫骨平台。外侧半月板的尺寸约 3.6 cm 长、2.9 cm 宽。与内侧半月板相似的是，外侧半月板的大小很大程度上与性别、身高及体重有关。外侧半月板前后止点比内侧半月板离得更近（图 1.2）。外侧半月板前方的止点与前交叉韧带相邻，后方止点在髁间嵴后面、内侧半月板后角止点的前面。此外，外侧半月板除了前后骨性止点外，还有半月板股骨韧带和腘肌半月板纤维束连接。Wrisberg 韧带从后交叉韧带（posterior cruciate ligament, PCL）后方止于股骨，同时 Humphrey 韧带从 PCL 前方经过止于股骨。一些盘状半月板变异的病例中，后角的骨性止点完全缺失，Wrisberg 韧带则成为了主要的后稳定结构。腘肌半月板纤维束将外侧半月板连接于腘肌腱和关节囊，增加外侧半月板的稳定性[26]。总体而言，与固定在内侧间室的内侧半月板相比，外侧半月板在外侧间室的固定更为松弛。在膝关节正常运动过程中，外侧半月板大约可以移动 11 mm[24]。这增加的外侧半月板活动度，更有利于胫骨、股骨在外侧间室的前后移动。

盘状半月板变异

据报道，外侧半月板解剖外观的变异更常见，发病率在 1.5%～16.6%，这其中 5%～20% 为双侧的外侧半月板均发生变异[27-34]。可用 Watanabe 分类法描述外侧半月板的盘状变异。有三种不同的类型：（a）不完全盘状半月板，（b）完全盘状半月板，（c）Wrisberg 盘状半月板（图 1.3）。盘状半月板很厚，常常没有完全一致的形状，没有与正常半月板一样的锥形中央轮廓，而且 Wrisberg 盘状半月板变异没有正常的骨性止点，这些因素均容易诱发半月板损伤。但是大多数时候盘状半月板没有症状，并且是偶然发现的。

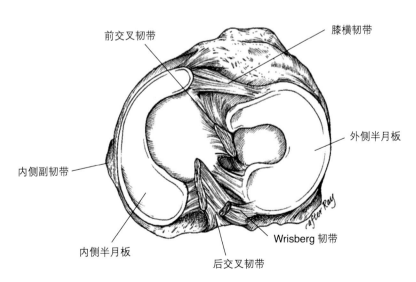

图 1.2　半月板解剖及其与膝关节重要结构的关系（Reprinted with permission from: Pagnani MJ, Warren RF, Arnoczky SP, Wickiewicz TL: Anatomy of the knee, in Nicholas JA, Hershman EB, eds: The Lower Extremity and Spine in Sports Medicine, 2nd ed. St. Louis, MO, Mosby, 1995, pp 581-614）

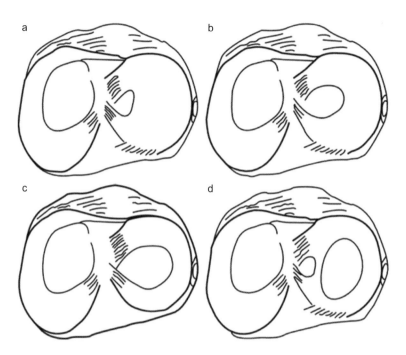

图 1.3　盘状半月板的 Watanabe 分类（Reprinted with permission from Springer: Atay OA, Yılgör İÇ, Doral MN. Lateral Meniscal Variations and Treatment Strategies. In: Doral MN, editor. Sports Injuries. Heidelberg. Springer-Verlag Berlin Heidelberg; 2012 ）

板板韧带

除了前面提到的胫骨、股骨、关节囊等附着点以外，还有一些数量不等的连接点将内外侧半月板连接在一起。目前已知的有 4 个常规的板板连接点：前后横向的半月板间韧带，内外侧斜行的半月板间韧带。迄今为止最普遍的是半月板前横韧带，出现在大约 58% 的患者中。该韧带的纤维走向是内侧半月板前角连接外侧半月板的前角，已知的还有 3 种变异（图 1.4 ）[35]。这些连接点的整体意义一直有争论，一些学者认为对内侧半月板前角发挥着非常重要的稳定作用。进行 MRI 评估时充分了解这些韧带很重要，否则很容易将其误诊为半月板前角撕裂 [36]。

血管供应

半月板的血供主要来自内外侧膝上、下动脉；膝中动脉供应半月板的部分前后角。出生时，整个半月板都高度血管化 [5]。随着正常的生长发育，变化很快出现，9 月龄时内 1/3 半月板开始去血管化，10 岁时半月板的血供类似于成年人。膝上、下动脉在半月板周围形成网状的毛细血管网进入到半月板外周。毛细血管丛供应内侧半月板的 10 % ～ 30 % 及外侧半月板的 10 % ～ 25 % [37]（图 1.5 ）。与腘肌腱邻近的一小片区域完全没有血供 [37]。除血供以外，一部分营养是通过关节液的渗透作用来供给的 [23]。

在临床中，处理半月板撕裂时血供是

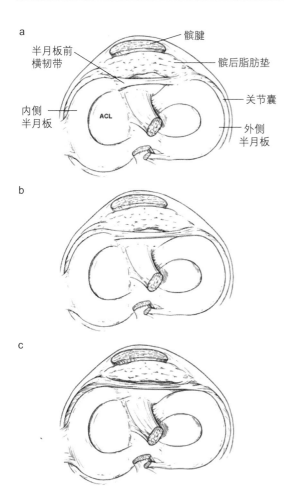

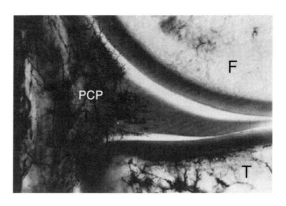

图 1.5 印度墨水染色显示的半月板血管结构（Reprinted from [37] with permission from SAGE Publications）

图 1.4 半月板膝横韧带的变异：（a）Ⅰ型止点到内侧半月板的前角和外侧半月板的前缘；（b）Ⅱ型止点到内侧半月板前角的内侧面和关节囊前方到外侧半月板；（c）Ⅲ型止点从关节囊前方到达内、外侧半月板，没有直接的半月板止点（Reprinted from [35] with permission from SAGE Publications）

神经解剖学

半月板的神经解剖与血管解剖相似，神经结构仅存在于半月板的周围，而中间部分没有任何的神经结构。一个清醒的患者，刺探其半月板的中间区域不会诱发疼痛，而刺探周围部分会诱发疼痛和不适[38]。可以用理发的比喻来更好地理解其临床上的相关关系。剪头发时不会出现疼痛，而用力拉头发通常都会诱发疼痛。因此环状纤维内撕裂时会引起明显的不适。在半月板的外周，除了有感觉纤维，还发现了机械牵张感受器。机械牵张感受器对于膝关节的本体感觉很重要[23]，持续传输与膝关节部位相关的本体感觉信号。半月板组织的缺失通常伴随着本体感觉的丧失，也可能是半月板切除后继发骨关节炎的另一个原因。

总结和结论

半月板是膝关节内的一种纤维软骨结构，在膝关节正常运动功能中发挥着重要的作用。半月板来源于下肢芽的间充质干细胞并在妊娠的第 8 周发育成独立的结构。纤维

非常重要的参考因素。血管化的区域差异性决定着撕裂部位的愈合能力。半月板周围相对血管化的红区有愈合的潜力，可能适合修复。相反，半月板内侧的白区相对去血管化，这个区域的愈合能力较差，撕裂以后通常予以半月板切除治疗而不是进行修复。红区和白区之间为红 - 白过渡区，该区域的愈合潜力居中。

软骨细胞是半月板的主要细胞类型，这些细胞伴随着细胞外基质以复杂的形式分布排列，从而形成半月板机械性能的基础。细胞外基质由70%的水和30%的胶原蛋白和蛋白聚糖组成。内外侧半月板大小、形状不同，且它们的尺寸与性别、身高和体重有关。半月板主要是通过前后角的骨性连接与关节相连，附属结构提供一定程度的稳定性。与外侧半月板相比，内侧半月板有更多的软组织和骨性连接，因此在膝关节稳定性中，尤其是在前交叉韧带功能不全的情况下发挥着重要的作用。整个半月板发育早期存在广泛血管化，而成人半月板仅外周有血供，这对半月板撕裂的治疗有重要的影响。半月板的大部分都没有任何神经结构；但是可以在半月板外周找到机械牵张感受器和感觉纤维，这有助于膝关节本体感觉和痛觉的传递——半月板撕裂时识别疼痛。

（原著：Stephen J. Torres, Jason E. Hsu, Robert L. Mauck ）

参考文献

1. Gardner E, O'Rahilly R. The early development of the knee joint in staged human embryos. J Anat. 1968;102(Pt 2):289–99.
2. Hyde G, Boot-Handford RP, Wallis GA. Col2a1 lineage tracing reveals that the meniscus of the knee joint has a complex cellular origin. J Anat. 2008;213(5):531–8.
3. Gray DJ, Gardner E. Prenatal development of the human knee and superior tibiofibular joints. Am J Anat. 1950;86(2):235–87.
4. O'Rahilly R. The early prenatal development of the human knee joint. J Anat. 1951;85(2):166–70.
5. Clark CR, Ogden JA. Development of the menisci of the human knee joint. Morphological changes and their potential role in childhood meniscal injury. J Bone Joint Surg Am. 1983;65(4):538–47.
6. McDevitt CA, Webber RJ. The ultrastructure and biochemistry of meniscal cartilage. Clin Orthop Relat Res. 1990;252:8–18.
7. Cheung HS. Distribution of type I, II, III and V in the pepsin solubilized collagens in bovine menisci. Connect Tissue Res. 1987;16(4):343–56.
8. Messner K, Gao J. The menisci of the knee joint. Anatomical and functional characteristics, and a ratio-nale for clinical treatment. J Anat. 1998;193(Pt 2):161–78.
9. Hellio Le Graverand MP, et al. The cells of the rabbit meniscus: their arrangement, interrelationship, morphological variations and cytoarchitecture. J Anat. 2001;198(Pt 5):525–35.
10. Ghadially FN, et al. Ultrastructure of rabbit semilunar cartilages. J Anat. 1978;125(Pt 3):499–517.
11. Petersen W, Tillmann B. Collagenous fibril texture of the human knee joint menisci. Anat Embryol (Berl). 1998;197(4):317–24.
12. Wagner HJ. Architecture of collagen fibers in the meniscus of the human knee joint, with special reference to the medial meniscus and its connection to the articular ligaments. Z Mikrosk Anat Forsch. 1976;90(2):302–24.
13. Beaupre A, et al. Knee menisci. Correlation between microstructure and biomechanics. Clin Orthop Relat Res. 1986;208:72–5.
14. Bullough PG, et al. The strength of the menisci of the knee as it relates to their fine structure. J Bone Joint Surg Br. 1970;52(3):564–7.
15. Shrive NG, O'Connor JJ, Goodfellow JW. Load-bearing in the knee joint. Clin Orthop Relat Res. 1978;131:279–87.
16. Ghosh P, Taylor TK. The knee joint meniscus. A fibrocartilage of some distinction. Clin Orthop Relat Res. 1987;224:52–63.
17. Pierschbacher MD, Hayman EG, Ruoslahti E. The cell attachment determinant in fibronectin. J Cell Biochem. 1985;28(2):115–26.
18. Adams ME, Muir H. The glycosaminoglycans of canine menisci. Biochem J. 1981;197(2):385–9.
19. Atencia LJ, et al. Cartilage content of an immature dog. Connect Tissue Res. 1989;18(4):235–42.
20. Van Thiel GS, et al. Meniscal allograft size can be predicted by height, weight, and gender. Arthroscopy. 2009;25(7):722–7.
21. Berlet GC, Fowler PJ. The anterior horn of the medial meniscus. An anatomic study of its insertion. Am J Sports Med. 1998;26(4):540–3.
22. Johnson DL, et al. Insertion-site anatomy of the human menisci: gross, arthroscopic, and topographical anatomy as a basis for meniscal transplantation. Arthroscopy. 1995;11(4):386–94.
23. Greis PE, et al. Meniscal injury: I. Basic science and evaluation. J Am Acad Orthop Surg. 2002;10(3):168–76.
24. Thompson WO, et al. Tibial meniscal dynamics using three-dimensional reconstruction of magnetic resonance images. Am J Sports Med. 1991;19(3):210–5. discussion 215-6.
25. Levy IM, et al. The effect of lateral meniscectomy on motion of the knee. J Bone Joint Surg Am. 1989;71(3):401–6.
26. Simonian PT, et al. Popliteomeniscal fasciculi and lateral meniscal stability. Am J Sports Med. 1997;25(6):849–53.
27. Rao SK, Sripathi RP. Clinical, radiologic and arthroscopic assessment and treatment of bilateral

discoid lateral meniscus. Knee Surg Sports Traumatol Arthrosc. 2007;15(5):597–601.

28. Aichroth PM, Patel DV, Marx CL. Congenital discoid lateral meniscus in children. A follow-up study and evolution of management. J Bone Joint Surg Br. 1991;73(6):932–6.

29. Bellier G, et al. Lateral discoid menisci in children. Arthroscopy. 1989;5(1):52–6.

30. Pellacci F, et al. Lateral discoid meniscus: treatment and results. Arthroscopy. 1992;8(4):526–30.

31. Ikeuchi H. Arthroscopic treatment of the discoid lateral meniscus. Technique and long-term results. Clin Orthop Relat Res. 1982;167:19–28.

32. Dickhaut SC, DeLee JC. The discoid lateral-meniscus syndrome. J Bone Joint Surg Am. 1982;64(7):1068–73.

33. Wojtys EM, Chan DB. Meniscus structure and func-tion. Instr Course Lect. 2005;54:323–30.

34. Kocher MS, Klingele K, Rassman SO. Meniscal disorders: normal, discoid, and cysts. Orthop Clin North Am. 2003;34(3):329–40.

35. Nelson EW, LaPrade RF. The anterior intermeniscal ligament of the knee. An anatomic study. Am J Sports Med. 2000;28(1):74–6.

36. Zivanovic S. Menisco-meniscal ligaments of the human knee joint. Anat Anz. 1974;135(1–2):35–42.

37. Arnoczky SP, Warren RF. Microvasculature of the human meniscus. Am J Sports Med. 1982;10(2):90–5.

38. Dye SF, Vaupel GL, Dye CC. Conscious neurosensory mapping of the internal structures of the human knee without intraarticular anesthesia. Am J Sports Med. 1998;26(6):773–7.

第二章　半月板撕裂的体格检查

引言

　　体育运动和日常活动所导致的半月板损伤是患者进行骨科转诊的常见原因。正常人群中半月板损伤的发病率约为每年61/100 000，作为膝关节最常见的损伤之一，半月板撕裂应该被优先列入膝关节疼痛的鉴别诊断中[1]。虽然影像学技术在半月板损伤的诊断中起着越来越重要的作用，但是临床医生必须首先进行与半月板相关的详细问诊和体格检查来决定什么时候需要应用更高端的影像学检查方法。本章将介绍膝关节体格检查的基本方法，重点对半月板撕裂后的评估进行讲解。

病史

　　在进行体格检查之前，医生需要详细询问病史，以便于协助诊断半月板撕裂。病史对决定最佳的治疗方案和明确半月板撕裂的类型（急性、慢性/退化性）都至关重要。著名医生 William Osler 曾经说过："仔细倾听患者的描述，诊断往往就在其中。"由于扭伤而突然造成的急性疼痛常常需要进一步的检查，甚至手术干预。先前没有任何外伤病史，并且逐渐出现的疼痛可能预示着潜在的关节软骨退变和磨损并能提示进一步的治疗方案。问病史中的要点包括疼痛的位置和特征（内侧关节间隙 vs 外侧关节间隙）、损伤的机制、能否负重、膝关节绞锁或不稳

定的感觉、受伤时感受到的响声以及之前的膝关节损伤史。患者可能会叙述在走路改变方向时出现疼痛、蹲起困难、上下楼梯时有疼痛感等。内侧半月板撕裂的患者盘腿坐时有疼痛感。同样，在不平的路面行走突然绊脚而造成的关节间隙疼痛也能够提示半月板损伤。虽然半月板撕裂常常伴有机械性的症状，比如膝关节发出"咔嗒声"和绞锁，但这些症状也可能是由于关节软骨损伤或髌股关节异常活动导致的关节内游离体引起。髌骨轨迹异常也常被称为"假性绞锁"，因为突然出现的髌骨移位也会出现类似于半月板损伤的症状。膝关节有被"锁住"的感觉加之无法伸直可能被认为是桶柄样撕裂的半月板出现移位所致。退行性半月板撕裂通常没有任何外伤病史，出现于 40 岁以上的患者中，并且常伴有关节间隙的疼痛和肿胀，伴或不伴有机械性症状。

　　患者的病史也对膝关节疼痛的鉴别诊断十分重要。例如，前交叉韧带（ACL）的撕裂经常是因为非接触性的旋转损伤，同时伴随着"砰"的声响和即刻出现的疼痛感与肿胀等症状。后交叉韧带（PCL）损伤可源自于施加在胫骨近端的直接外力，如在机动车事故中来自仪表板的撞击。外力对膝关节所致的内翻或外翻压力以及导致的膝关节不稳定感可能是由于外侧副韧带（lateral collateral ligament，LCL）和内侧副韧带（medial collateral ligament，MCL）损伤所致。

　　当评估患者膝关节疼痛时，即便已经明确了其他造成疼痛的原因，医生也应该高度

怀疑是否存在半月板损伤。半月板撕裂常常和其他的膝关节损伤同时出现。大约三分之一的半月板损伤合并 ACL 损伤 [1]。在急性 ACL 撕裂患者中，外侧半月板比内侧半月板更容易受到损伤。相反，膝关节内侧半月板损伤合并慢性 ACL 损伤更常见，主要因为内侧半月板后角对膝关节前后稳定性有辅助稳定作用。半月板损伤在多韧带损伤以及胫骨平台和股骨干骨折中也很常见 [2]。在这样的情况下，治疗韧带撕裂或骨折是治愈半月板损伤的前提，且通常延迟半月板损伤的治疗直至韧带撕裂或骨折等问题得以解决。

一般检查

体格检查的第一步是测量身高和体重。应该计算患者的体重指数，因为膝关节所承受的负荷与体重相关，并且一般的撕裂更常出现在体重较重的患者中。例如，退行性的半月板撕裂常出现在肥胖的患者中。此外，体重指数高的女性更有半月板根性撕裂的倾向。患者应该在检查的时候穿短裤。短裤应舒适并且裤腿高于膝盖，这样可以方便两侧膝关节的检查。

望诊应该从观察患者的步态开始。在正常的步态周期中，膝关节应该在一系列的动作中平稳地移动。在迈步期，股四头肌收缩使得膝关节伸直并且使下肢开始从屈曲的体位加速。在迈步期弧度的中间点，腘绳肌腱的收缩使下肢减速为足跟着地做准备。膝关节在足跟着地的时候达到了最大程度的伸展，并在站立期的平足期和站立中期时保持屈曲。脚跟离地期代表着平足期的结束和下一个迈步期的开始 [3]。有半月板撕裂和膝关节退行病变的患者常会在站立期感受到疼痛。脚跟离地对有晚期软骨病的患者来说格外艰难，因为胫骨股骨关节的反作用力在这个时候最大 [4]。这些患者经常以防痛步态行

走，来减少受影响的下肢处于站立期的时间。韧带损伤的患者步距会更宽，以此来适应膝关节不稳定 [3]。接下来医生应该检查膝关节的力线。正常的膝关节微微外翻，股胫角应为 6° 左右。膝关节内翻和外翻应该被记录下来，因为这可能会影响膝关节运动力学，使轴向载荷分别向内或向外移位。膝关节内翻可以加重内侧半月板承受的压力，膝关节外翻可以加重外侧半月板承受的压力。因此，内侧和外侧半月板的撕裂可能分别与力线内翻和外翻有关 [5]。此外膝关节内翻使得其更加依赖内侧半月板来分散重量。

在检查膝关节力线的时候，医生应该测量股四头肌角（Q 角）。Q 角是膝伸直位时髂前上棘至髌骨中心连线与髌骨中心至胫骨结节连线的夹角。男性平均 Q 角为 10°，女性平均 Q 角为 15°。任何 Q 角异常都可能会造成髌骨轨迹异常 [6]。同样，也应该注意"J"征：也就是股四头肌收缩造成髌骨在伸膝时向外侧移动。这提示髌骨轨迹不良，可能源自于过大的 Q 角，伴或不伴有股骨滑车发育异常。

膝关节的望诊还应包括皮肤和肌肉紧张度的评估。皮肤问题包括擦伤、撕裂、淤斑和红斑，这些都可以为膝关节疼痛的病因提供重要线索。膝关节以上的肌肉轮廓不对称，尤其是股四头肌萎缩可能提示受伤之后的失用性萎缩，并且可以帮助医生判断受伤时间的长短。

膝关节触诊

医生应该全面地触诊患侧和健侧的骨和软组织，尤其是局部有触痛和肿胀的地方。进行膝关节的触诊时应该让患者仰卧于检查床，使腿部的活动范围不受限制。医生可以从触摸前侧的结构开始，包括股四头肌腱、髌骨和髌腱。任何在检查中发现的局部触痛

或缺损都可能预示伸膝装置受损。检查前侧结构的时候，应注意是否有皮温升高、红斑，或髌上、髌前以及髌下的触痛存在，因为当膝关节感染或是劳损时继发的炎症通常会诱发显著的疼痛。

　　检查完膝关节前侧的结构后，医生下一步应检查膝关节的内侧。检查时要特别详细地触摸在内侧胫骨平台上缘的内侧半月板（图 2.1a）和从股骨内上髁延伸到胫骨内侧前端的内侧副韧带。在内侧关节线后部的触痛可能由内侧半月板撕裂，或内侧副韧带损伤，亦或内侧间室骨关节炎造成。在膝关节内后部的缝匠肌、股薄肌和半腱肌的肌腱可以被触摸到，它们在联合构成鹅足前穿过膝关节关节线，鹅足滑囊的炎症也会引起膝关节活动时疼痛。触诊股骨远端的前内侧关节线也能发现潜在的胫骨半脱位。胫骨和股骨的正常前移大概是 10 mm，当屈膝 90° 时，胫骨位于股骨的前方。前移减少提示后交叉韧带和后关节囊的损伤[7]。膝关节前内侧的触痛可能提示髌骨轨迹不良，也可能提示髌下脂肪垫的炎症、滑膜炎或内侧髌骨支持带张力异常。

　　外侧膝关节同样需要通过触诊来进行全面的检查。和内侧半月板相似，外侧半月板同样可以在外侧胫骨平台上缘触摸到（图 2.1b），外侧副韧带可以从股骨外上髁触诊至腓骨头。外侧关节线的触痛可能是因为外侧半月板撕裂，外侧副韧带损伤，或外侧间室骨关节炎。股二头肌和髂胫束穿过关节线止于腓骨头和胫骨平台 Gerdy 结节，可以在其走行区被触及。盘腿或者膝关节弯曲成"4"字形状可以帮助更好地触摸外侧关节线。这种姿势可以使膝内翻，打开外侧间室。外侧副韧带可以在股骨外侧上髁到腓骨头之间触摸到，外侧半月板和其后角在外侧副韧带的后面。需要仔细辨识区分关节线触痛源自于腘肌腱炎（更近端）或是髂胫束摩擦症（更近端）。

　　膝关节触诊的最后一步是评估膝关节积液。虽然髌腱旁隆起可能提示大量膝关节积液，我们依然需要特殊的检查手法帮助发现少量的积液。第一种手法是通过制造流体波动来发现积液。当膝关节伸直时，用手在髌骨内侧向近端挤压，这可以把关节内的液体挤到髌上囊。接下来，用手向远端挤压髌骨外侧，挤出髌上囊内的积液。如果关节内存在渗液，这个外侧的挤压可以使液体在髌骨

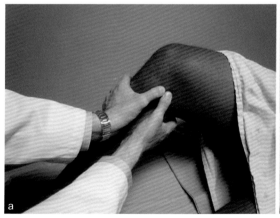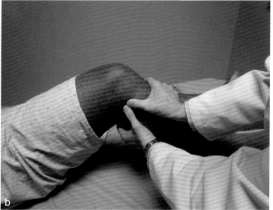

图 2.1　半月板的触诊。（a）触诊内侧半月板。（b）触诊外侧半月板

内侧凸起。另一种手法是髌骨冲击触诊法。一只手将髌上囊内的积液按压到髌骨下，同时另一只手也将关节下方的积液挤压至髌骨下，这时如果用手指向下按压髌骨就会感觉到髌骨在积液上弹跳的感觉 [8]。

关节活动度

医生应检查膝关节的主动和被动活动度。正常的膝关节伸展范围为 0°～10°，屈曲范围为 130°～150°。注意观察髌骨在膝关节主动和被动活动时的运动轨迹。 髌股关节存在骨关节炎时，膝关节活动中可以听到髌骨的骨擦音。屈曲角度较小时就产生骨擦音和（或）疼痛提示髌骨远端的疾病。在主动和被动活动时都产生疼痛常常提示关节内病变，而只在主动活动诱发的疼痛更有可能源自关节外的病变 [8]。

关节稳定性

对关节稳定性的判定是任何膝关节体格检查所必不可少的一部分。在检查关节稳定性时，医生应通过一系列的手法去检查患侧和健侧膝关节的副韧带和交叉韧带的松弛度。检查内侧副韧带最好的方法是让患者仰卧，分别在屈膝 30° 和完全伸直时施加外翻应力。外侧副韧带的检查方法相似，在屈膝 30° 和完全伸直时施加内翻应力。通过对膝关节屈曲和伸直时施力不仅可以单独检查副韧带的稳定性，也可以检查副韧带与次级稳定结构一起的稳定性。在屈膝 30° 时，外翻应力和内翻应力所造成的松弛分别表明了单纯的内侧副韧带损伤和外侧副韧带损伤。当膝关节完全伸直时，内翻和外翻应力所造成的松弛表明除了副韧带的损伤，一个或两个交叉韧带很可能也受到了损伤 [9]。体格检查中一系列用于检查侧副韧带的方法请见表 2.1。

在检查侧副韧带时，应该考虑半月板的病变。 在做单纯的内翻和外翻应力测试时，手按压的那一边所产生的疼痛间接表明了半月板的损伤，而另一边的疼痛则可能是由韧带的病变所造成。所以，内翻应力所造成的内侧膝关节疼痛和外翻应力所造成的外侧膝关节疼痛分别提示了内侧和外侧的半月板损伤 [10]。

膝关节后内侧和后外侧复合体也是膝关节中重要的次级稳定结构。后斜韧带和后内侧关节囊防止过度的前内侧旋转。后外侧复合体，包括腘肌腱、腓侧副韧带、腘腓韧带、弓形复合体和腓肠肌外侧头，防止过度的后外侧旋转。膝关节内外旋前抽屉试验和胫骨外旋试验（拨电话征）是判断这些结构是否存在病变的重要检查。

内外旋前抽屉试验可以检测膝关节后内侧和后外侧的不稳。当屈膝 90° 时，对胫骨施加前向应力。这个前向应力先是在中立位下进行，之后在胫骨 15° 内旋位和胫骨 30° 外旋位下进行。如果中立位胫骨平台的半脱位加重，而外旋加重胫骨平台的半脱位，内

表 2.1　侧副韧带的体格检查

检查	方法	意义
外翻应力试验	在膝关节 30° 屈曲和完全伸直时分别施加外翻压力	在膝关节 30° 屈曲时的松弛提示了单纯的内侧副韧带损伤。当膝关节完全伸直时，外翻应力所造成的松弛提示内侧副韧带和交叉韧带的损伤
内翻应力试验	在膝关节 30° 屈曲和完全伸直时分别施加内翻压力	在膝关节 30° 屈曲时的松弛提示了单纯的外侧副韧带损伤。当膝关节完全伸直时的松弛表明外侧副韧带和交叉韧带的损伤

旋减轻胫骨平台的半脱位，则提示前内侧的不稳。中立位胫骨平台的半脱位如果被内旋加重，被外旋减轻，则提示后外侧的不稳[11]。

胫骨外旋试验可以检查后外侧的稳定性。这个试验可以在患者仰卧或俯卧下进行。诊查者两手拽住患者的双脚，分别在30°屈膝和90°屈膝位外旋下肢。胫骨外旋试验阳性是指症状侧和非症状侧相比，外旋角度不一致（>15°）。屈膝30°时阳性提示单纯的后外侧角损伤。在膝关节30°和90°屈曲时均阳性提示后交叉韧带和后外侧角同时损伤[6]。在这个试验中，患者选择俯卧的姿势更佳，因为可以防止胫骨前内侧过度半脱位。

检查完侧副韧带之后，接下来就该检查交叉韧带。用于检查前交叉韧带损伤的体格检查，包括拉赫曼试验、前抽屉试验和轴移试验都被列在了表2.2中。拉赫曼试验是发现前交叉韧带损伤敏感度最高的试验，它的诊断敏感性可以达到80%～99%[12-17]，诊断特异性为95%[14]。将膝关节置于屈曲20°～30°位，检查者以一手握住患者大腿，而另一手握住小腿靠近膝关节的地方，将小腿向前拉动，与健侧相比，如果膝关节容易向前滑动或是有明显的软性止点，为拉赫曼试验阳性，可以判断前交叉韧带的损伤[17]。

前抽屉试验也可以用来鉴定前交叉韧带的撕裂。患者仰卧，髋部屈曲45°，膝关节屈曲90°，检查者双手放在胫骨近端，大拇指放在胫骨平台前方，剩余四指环绕后侧。

可以坐在患者双足上，以便双足固定。向前牵拉胫骨近端。和拉赫曼试验相似，当胫骨近端向前移位程度大于健侧膝关节或有软性止点，前抽屉试验则为阳性，提示前交叉韧带损伤[9]。该试验所被报道的诊断敏感性不一，范围22.2%～95.24%[12-17]。前抽屉试验的诊断特异性大于97%[14]。

轴移试验是另一个有效判断前交叉韧带撕裂的方法。这个试验是基于当前交叉韧带撕裂时，外侧胫骨平台会在膝关节完全伸直时相对于股骨髁前移。阳性的轴移试验体现为胫骨平台在缺少前交叉韧带的膝关节屈曲时自动复位。一手握住踝关节以完全伸直膝关节，抬高下肢并轻度内旋，然后施以外翻应力，逐渐屈膝，在屈膝接近30°时可以感觉到胫骨外侧平台复位的弹响，此为轴移试验阳性[18]。根据不同的报道，轴移试验的诊断敏感性不一（35%～98.4%）[13, 14]，这个试验的诊断特异性在98%以上[13, 14]。

检查后交叉韧带常用的一些临床检测手法见表2.3。首先观察膝关节是否有后沉征，后沉征可以提示后交叉韧带撕裂。判断这个体征需要患者仰卧，髋关节45°屈曲，膝关节90°屈曲。如果后交叉韧带完好无损，内侧胫骨平台应该在内侧股骨髁的前面大概1 cm的位置。在后交叉韧带受损的情况下，胫骨平台会向后陷，造成前移的缺失和后沉征阳性[7]。后沉征的诊断敏感性为79%，特异性为100%[19]。

表2.2　前交叉韧带的体格检查

检查	方法	意义	可靠性
拉赫曼试验	膝关节30°屈曲位，对胫骨近端施加前向应力	感觉到软性止点，或移位大于对侧，提示前交叉韧带的损伤	敏感性：80%～99%[12-17] 特异性：95%[14]
前抽屉试验	膝关节90°屈曲位，对胫骨近端施加前向应力	感觉到软性止点，或移位大于对侧，提示前交叉韧带的损伤	敏感性：22.2%～95.24%[12-14, 16, 17] 特异性：>97%[14]
轴移试验	下肢轻度内旋，外翻应力位，将膝关节被动屈曲	膝关节30°屈曲位，半脱位的胫骨自然复位时发出沉闷声提示前交叉韧带损伤	敏感性：35%～98.4%[13, 14] 特异性：>98%[13, 14]

表 2.3　后交叉韧带的体格检查

检查	方法	意义	可靠性
后沉征	患者仰卧，屈膝 90°，观察两侧胫骨近端	内侧胫骨平台近端相对于股骨髁出现 1 cm 的移位丢失提示后交叉韧带的损伤	敏感性：79%[19] 特异性：100%[19]
后抽屉试验	当屈膝 90° 时胫骨近端向后移位	感觉到软性止点或移位大于对侧提示后交叉韧带损伤	敏感性：51%～100% [5, 18, 19] 特异性：99%[19]
股四头肌收缩测试	主动抗阻从屈膝 90° 位伸直膝关节	胫骨平台近前移动 >2 mm 提示后交叉韧带损伤	敏感性：54%～98% [19, 20] 特异性：97%～100% [19, 20]
胫骨外旋试验	膝关节屈曲分别在 30° 和 90°，同时向外旋转双侧小腿	屈膝 30° 时，双侧不一致的外旋（>15°）提示单纯的后外侧角损伤。在屈膝 30° 和 90° 时，不一致的外旋提示后交叉韧带和后外侧角同时损伤[6]	

做后抽屉试验时，患者继续保持髋关节 45° 屈曲，膝关节 90° 屈曲的姿势，对胫骨近端施加向后的应力。检查者应该将双手放在胫骨近端，大拇指位于胫骨平台前方，其余四指环绕膝关节后方。可以坐在患者双足上使之固定。后抽屉试验阳性显示为与健侧对比，患侧胫骨向后移位加重[9]。后抽屉试验的诊断敏感性为 51%～100%[5, 18, 19]，特异性为 99%[19]。

股四头肌收缩试验可以帮助诊断出现在交叉韧带缺失情况下的胫骨后移。患者继续保持髋关节 45° 屈曲，膝关节 90° 屈曲的姿势。检查者固定患者双足，患者在对抗检查者阻力的情况下伸直膝关节。如果后交叉韧带撕裂，股四头肌的收缩会造成大于 2 mm 的胫骨平台前移[20]。股四头肌收缩试验的诊断敏感性为 54%～98%，特异性为 97%～100%[19, 20]。

在检查交叉韧带之前，首先要看是否存在后沉征，这能保证在试验前，胫骨平台和股骨髁之间有着正常的对合关系。被忽视的胫骨平台后沉征可以造成后抽屉试验假阴性结果。另外，胫骨平台一开始就后移的位置会在拉赫曼试验中造成过度前移，而使检查者错误地作出前交叉损伤的诊断。正是因为这个原因，检查者务必要在检查前注意胫骨平台的初始位置。

半月板的评估

在检查完关节的稳定性后，医生可以进一步检查膝关节是否存在半月板损伤。如上所述，检查者可以从检查关节线内侧或外侧是否存在压痛开始。虽然关节线附近的压痛也可以在其他膝关节疾病中出现，内侧或外侧半月板周围的压痛常常提示半月板撕裂。根据报道，关节线压痛的临床诊断敏感性为 55%～85%，特异性为 29.4%～67%[21-23]。

除了关节线压痛，表 2.4 归纳了一系列诊断半月板损伤的检查方法。麦氏试验（McMurray test)）是半月板撕裂的临床检查中应用最为广泛的方法。试验在平卧位进行（图 2.2），检查者一手抓住患者的脚，一手固定膝关节，并将膝关节置于极度屈曲的位置，接着在胫骨极度内旋的情况下从极度屈曲伸至屈曲 90°，再极度外旋胫骨重复以上动作。阳性结果会听到由于半月板撕裂所诱发的咔嗒声和疼痛感。疼痛和内旋时产生的咔嗒声提示外侧半月板损伤，而外旋时产生的阳性结果则提示内侧半月板损伤[26]。这个方法的诊断敏感性一般，只有

表 2.4　半月板损伤的体格检查

检查	方法	意义	可靠性
关节线压痛	直接触诊内侧和外侧关节线	压痛提示半月板损伤、侧副韧带损伤或 DJD	敏感性：55% ~ 85%[21-23] 特异性：29.4% ~ 67%[21-23]
麦氏试验	分别在极度内旋胫骨和外旋胫骨的情况下，将膝关节自极度屈曲伸至屈曲 90°	阳性结果会出现咔嗒声，提示半月板撕裂，并能诱发患者痛感	敏感性：16% ~ 58%[21-24] 特异性：77% ~ 98%[22-24]
Apley 研磨试验	膝关节屈曲 90° 时外旋胫骨，可同时对小腿施加牵引和挤压应力	牵引时关节线疼痛提示韧带损伤，挤压时关节线疼痛提示半月板损伤	敏感性：13% ~ 16% 特异性：80% ~ 90%[22, 23]
回弹试验	被动地将屈曲位膝关节完全伸直	无法完全伸直提示物理性阻挡，如半月板损伤	
Finochietto 试验（跳跃征）	屈膝 130° ~ 140° 位前移胫骨近端	阳性结果会诱发撕裂的半月板后角"跳跃"	
Boehler 试验	完全伸膝位施加内翻或外翻应力	应力侧疼痛提示半月板损伤	
Thessaly 试验	单足站立，5° 和 20° 屈膝位内旋和外旋膝关节与身体	关节线疼痛提示半月板损伤	屈膝 20° Thessaly 试验： 敏感性：89% ~ 92%[25] 特异性：96% ~ 97%[25]
Childress 试验	极度屈膝位"鸭步"前行	关节线疼痛提示半月板损伤	

16% ~ 58%[21-24]。但是，该试验在诊断半月板撕裂时的特异性非常高，尤其是半月板后角撕裂，特异性可以达到 77% ~ 98%[22-24]。因此，这个激发性的试验一直在临床上和其他的试验方法一起继续用于诊断半月板损伤[26]。

Apley 研磨试验由一系列诊断半月板损伤的激发性试验组成。在这个试验中，患者需要俯卧（图 2.3）。受伤的膝关节 90° 屈

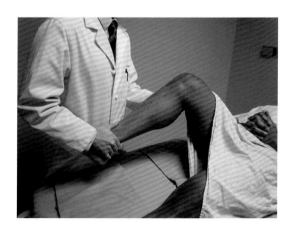

图 2.2　麦氏试验的体位图

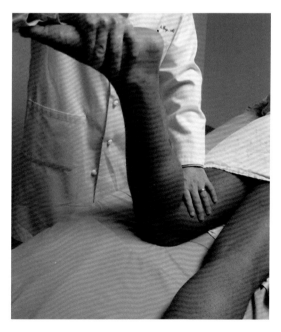

图 2.3　Apley 研磨试验的体位

曲，极度外旋胫骨。这个检查是用来判断膝关节外旋是否会造成疼痛。此后，大腿固定在检查床上，检查者将患者小腿上提，膝关节 90° 屈曲，并作外旋运动。在这个试验中，医生应该注意观察疼痛是否在上提和外旋后出现，并比单纯外旋更加严重。如果小腿上提时外旋所引起的疼痛更为明显，提示为韧带损伤。因为小腿上提时会减小对半月板的压力，所以此时的疼痛不太可能源自于半月板损伤。如果检查者将小腿用力下压，并在膝关节屈曲 90° 时作外旋运动，产生疼痛则提示内侧半月板损伤。重复这个试验，改为内旋运动，可用来检查外侧半月板损伤[27]。和回旋挤压试验相似，Apley 研磨试验的诊断敏感度较低（13%～16%），但是诊断特异性很高（80%～90%）[22, 23]。

回弹试验通过检查膝关节的被动活动来诊断半月板撕裂。试验开始时，患者需仰卧，膝关节极度屈曲。检查者一手握住患侧足部、一手维持膝关节屈曲，然后放开维持膝关节屈曲的手，让膝关节被动伸直。在这个试验中，膝关节应自动"弹回"伸直的位置。如果膝关节没有最后伸直，或是伸直过程缺乏弹性即为试验阳性，提示半月板撕裂或其他关节内的病变阻止膝关节伸直[3]。

Finochietto 试验或者跳跃征可以用来辅助诊断半月板后角损伤。膝关节屈曲至 130°～140°，和前抽屉试验以及拉赫曼试验一样对小腿施加前向应力。如果检查者感觉到"跳动"，试验结果则为阳性，这是由于撕裂的半月板后角移动到股胫关节接触点前方时诱发的[2]。

Boehler 试验和 Payr 试验（侧方挤压试验）利用内翻和外翻应力对半月板的挤压来诊断半月板损伤。患者仰卧，膝关节伸直。检查者将患者膝关节内翻进而压迫内侧半月板，或将膝关节外翻进而压迫外侧半月板。如出现疼痛即为阳性，则提示压力侧半月板损伤，尤其是前部和中部的半月板

损伤。Payr 试验也是用于检查内侧半月板，在膝关节屈曲 90° 位时内翻膝关节，进而压迫内侧半月板[10]。

Thessaly 试验和 Childress 试验是帮助诊断半月板损伤的站立位体格检查。这两个试验将站立膝关节的轴向负荷和特定动作带来的旋转应力相结合，以诱发半月板撕裂的疼痛。Thessaly 试验中，患者需单脚站立，重量压于患肢，一手拉住检查者以保持稳定，再向内和向外转动膝关节和身体 3 次，膝关节先是 5° 屈曲，然后在 20° 屈曲位再进行一遍测试（图 2.4）。这个试验应先从患者的健侧膝关节开始检查，以使患者熟悉试验流程。如内侧或外侧关节线疼痛则为试验结果阳性，提示半月板损伤[25]。屈膝 20° 位的 Thessaly 试验会使内侧和外侧半月板撕裂的诊断敏感性更高（分别为 89% 和 92%）[25]，同时也会增加诊断特异性（分别为 97% 和 96%）[25]。当膝关节 5° 屈曲时，这个试验的诊断敏感性和特异性均较低。

在 Childress 试验中，患者需要像鸭子一样，膝关节保持弯曲并向前走（图 2.5）。和 Thessaly 试验类似，如果试验产生了内侧或外侧关节线位置的疼痛则提示半月板损伤[10]。Childress 试验会对半月板产生较大的应力，所以不应在 McMurray 试验阳性的患者身上施行。

总结

半月板损伤很常见，因此医生需要将半月板损伤列为膝关节源性疼痛的常见病因之一来考虑，并且能够施行标准规范的体格检查帮助诊断半月板撕裂。尽管影像学技术非常重要，医生依然需要应用体格检查的方法来决定是否需要进一步的影像学检查。对于经常处理膝痛患者的医生来说，深刻理解并掌握膝关节的体格检查，尤其是与半月板相

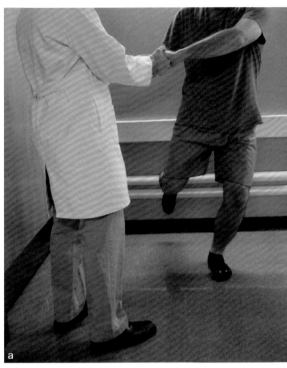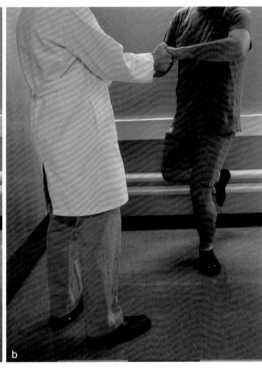

图 2.4 Thessaly 试验的体位。(a) Thessaly 试验——向外转动。(b) Thessaly 试验——向内转动

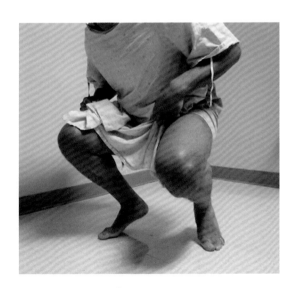

图 2.5 Childress 试验的体位

关的检查，就显得尤为重要。虽然对一位患者繁琐地施行每一项检查并没有必要，但临床医生还是需要熟练掌握 2 ~ 3 个简单易用的检查方法。这样，我们就可以在检查半月板病变时，将检查者的诊断敏感性和特异性达到最优。

（原著：Kevin J. McHale, Min Jung Park, Fotios Paul Tjoumakaris）

参考文献

1. Poehling GG, Ruch DS, Chabon SJ. The landscape of meniscal injuries. Clin Sports Med. 1990;9:539–49.
2. Finochietto R. Semilunar cartilages of the knee: the "Jump Sign". J Bone Joint Surg. 1935;17(4):916–21.
3. Hoppenfeld S. Physical examination of the spine & extremities. Upper Saddle River, NJ: Prentice Hall; 1976.
4. Worsley P, Stokes M, Taylor M. Predicted knee kinematics and kinetics during functional activities using motion capture and musculoskeletal modeling in healthy older people. Gait Posture. 2011;33: 268–73.
5. Metcalf MH, Barrett GR. Prospective evaluation of

1485 meniscal tear patterns in patients with stable knees. Am J Sports Med. 2004;32:675–80.

6. Miller MD, Thompson SR, Hart JA. Review of orthopaedics. 6th ed. Philadelphia, PA: Elsevier; 2012.

7. Mayo Robson AW. Ruptured crucial ligaments and their repair by operation. Ann Surg. 1903;70:716–8.

8. Schraeder TL, Terek RM, Smith CC. Clinical evaluation of the knee. N Eng J Med. 2010;363(4):e5.

9. Malanga GA, Andrus S, Nadler SF, McLean J. Physical examination of the knee: A review of the original test description and scientific validity of common orthopedic tests. Arch Phys Med Rehabil. 2003; 84:592–603.

10. Shrier I, Boudier-Reveret M, Fahmy K. Understanding the different physical examination tests for suspected meniscal tears. Curr Sports Med Rep. 2010;9(5): 284–9.

11. Canale ST, Beaty JH. Acute traumatic lesions of ligaments in Campbell's Operative Orthopaedics. 11th ed. Philadelphia, PA: Elsevier; 2008.

12. Donaldson III WF, Warren RF, Wickiewicz T. A comparison of acute anterior cruciate ligament examinations. Initial versus examination under anesthesia. Am J Sports Med. 1985;13:5–10.

13. Jonsson T, Althoff B, Peterson L, Renstrom P. Clinical diagnosis of ruptures of the anterior drawer ligament: a comparative study of the Lachman test and the anterior drawer sign. Am J Sports Med. 1982;10:100–2.

14. Katz JW, Fingeroth RJ. The diagnostic accuracy of ruptures of the anterior cruciate ligament comparing the Lachman test, the anterior drawer sign, and the pivot shift test in acute and chronic knee injuries. Am J Sports Med. 1986;14:88–91.

15. Kim SJ, Kim HK. Reliability of the anterior drawer test, the pivot shift test, and the Lachman test. Clin Orthop. 1995;317:237–42.

16. Mitsou A, Vallianatos P. Clinical diagnosis of ruptures of the anterior cruciate ligament: comparison between the Lachman test and the anterior drawer sign. Injury. 1988;18:427–8.

17. Torg JS, Conrad W, Kalen V. Clinical diagnosis of anterior cruciate ligament instability in the athlete. Am J Sports Med. 1976;4:84–93.

18. Galway HR, MacIntosh DL. The lateral pivot shift: a symptom and sign of anterior cruciate ligament insufficiency. Clin Orthop. 1980;147:45–50.

19. Rubinstein RA, Shelbourne KD, McCarroll JR, VanMeter CD, Rettig AC. The accuracy of the clinical examination in the setting of posterior cruciate ligament injuries. Am J Sports Med. 1994;22:550–7.

20. Daniel DM, Stone ML, Barnett P, Sachs R. Use of the quadriceps active test to diagnose posterior cruciate-ligament disruption and measure posterior laxity of the knee. J Bone Joint Surg Am. 1988;70:386–91.

21. Anderson AF, Lipscomb AB. Clinical diagnosis of meniscal tears. Description of a new manipulative test. Am J Sports Med. 1986;14:291–3.

22. Fowler PJ, Lubliner JA. The predictive value of five clinical signs in the evaluation of meniscal pathology. Arthroscopy. 1989;5:184–6.

23. Kurosaka M, Yagi M, Yoshiya S, Muratsu H, Mizuno K. Efficacy of the axially loaded pivot shift test for the diagnosis of a meniscal tear. Int Orthop. 1999;23: 271–4.

24. Evans PJ, Bell GD, Frank C. Prospective evaluation of the McMurray test. Am J Sport Med. 1993;21:604–8.

25. Karachalios T, Hantes M, Zibis AH, Zachos V, Karantanas AH, Malizos KN. Diagnostic accuracy of a new clinical test (the Thessaly test) for early detection of meniscal tears. J Bone Joint Surg. 2005;87(5): 955–62.

26. McMurray TP. The semilunar cartilages. Br J Surg. 1942;2(116):407–14.

27. Apley AG. The diagnosis of meniscus injuries: some new clinical methods. J Bone Joint Surg. 1947;29(1): 78–84.

第三章　半月板损伤的影像学

引言

　　文献中有数篇评估体格检查在半月板诊断中价值的综述。虽然不同的研究所得出的敏感性和特异性有很大差异，但关节线压痛基本可以被认为是一个高敏感性、低特异性的试验。回旋挤压试验（McMurray）和Apley研磨试验可以被认为高特异性、低敏感性的试验[1-3]。最新的研究表明，Thessaly试验在诊断半月板撕裂方面有90%的敏感性和98%的特异性[4]。这些方法的预测价值与医生诊断阳性结果的能力和患者自身因素相关，如合并损伤和继发性改变等。所以，没有任何单一的临床试验，或是多个试验结合，能够绝对明确半月板撕裂的诊断。所以，在疑似半月板损伤的病例中，应进行适宜的影像学检查。

影像学评估

　　在临床诊断半月板损伤时，X线检查常常被忽略，而在一些情况下，X线检查是十分必要的。对于有外伤病史的患者，需要由前后位和侧位的X线片来评估是否有骨折。在没有明确外伤史的患者中，X线片可以用来检查关节内病变和其他的膝关节骨异常。在骨关节炎的情况下，除了有前后位和侧位，还需要负重位的X线片来更准确地评估内侧和外侧胫股关节间隙狭窄的程度。这些角度包括双膝负重的前后位X线片，以及Rosenberg位片（后前位，膝关节45°屈曲，负重，诊断轻微关节间隙变窄有着更高的敏感性和特异性[5]）。髌股关节间隙变窄可以通过膝关节在不同屈曲角度下的髌骨切线位片，即skyline、Merchant或是sunrise位来判断。

　　边缘骨赘诊断骨关节炎的敏感性为83%，特异性为93%[6]。Prove等发现膝内侧半月板切除术患者术前、术后X线片的胫股内侧关节间隙并无差异，说明关节间隙变窄并不是由于半月板的病变造成，而是骨关节炎特有的征象[7]。放射科医生认为轻微的关节间隙狭窄也可能仅仅是由于半月板疾病导致。膝关节外侧间室的早期退变在轻度屈曲的Rosenberg位上更为明显，而内侧间室的退变和磨损在伸直位片上更为明显。由于体格检查和X线片的不确定性，半月板撕裂的确定性诊断通常要通过更高级的影像学技术来实现。

磁共振成像

　　磁共振成像（MRI）是诊断膝关节疾病的首要方法。研究表明MRI在诊断内侧半月板撕裂的诊断敏感性为93%，特异性为88%，MRI诊断外侧半月板撕裂的敏感性为79%，特异性为95%[8, 9]。

影像学技术

　　一个精细的膝关节线圈用来最大化信噪

19

比。轴位、冠状位和矢状位成像序列应为层厚不大于 3 mm，视野不大于 16 cm。在检测半月板撕裂中敏感性最高的是常规的自旋回声 T1 加权像、质子密度加权像和梯度回波像[10]。T2 加权像的敏感性较低，但是特异性高，可以用在敏感性高的序列上再进一步确定撕裂的存在。

1.5T 和 3.0T 磁共振对比

影像学技术的进步促使文献中出现了数项调查不同磁体强度下影像学诊断准确性的研究。很多研究表明 3.0T 和 1.5T 磁共振在诊断半月板撕裂的敏感性和特异性相似，不过趋势是向更准确的 3.0T 技术发展[11-13]。此外，这些研究同时发现两者有着相似的假阳性率和假阴性率以及出现假性结果的原因[11-13]。

虽然 3.0T 的磁共振有着更高的敏感性，对膝关节软骨损伤能够更好地分级[15]，但没有研究显示它在半月板撕裂的诊断方面有着比 1.5T 更高的敏感性和特异性[12]。

正常的半月板外观

正常的半月板在 T1 加权像和 T2 加权像中都显示为均匀的低信号。在矢状面，胫股关节的外围，半月板成像为连续的均质长方形，往中间移，前角和后角变为可见的低信号（黑色）三角形，逐渐向内变弱，短暂地神似一个蝴蝶结，然后在根部分开。在冠状面的前部，前角和横韧带成像为类似长方形的形态，向后移，主体成像为低信号的三角形并且逐渐向中间变窄，后角再次成像为长方形的形态（图 3.1）。

异常的半月板信号

有半月板异常的分级系统。级别越高说

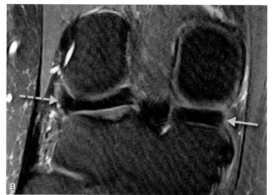

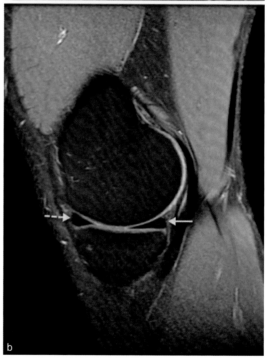

图 3.1　正常的半月板 MRI。（a）冠状面脂肪抑制质子密度加权像显示正常的低信号、长方形的内侧（箭号）和外侧（虚线箭号）半月板在冠状面的后角。（b）矢状面脂肪抑制质子密度加权像显示正常的低信号、三角形的内侧半月板前角（箭号）和后角（虚线箭号）

明越涉及半月板的主体[14]。

1 级：半月板的信号局部增强，呈现为球形，并在半月板体内，没有接触半月板的关节面。这些信号的改变是由于老化或儿童血管化程度增加所导致的半月板内黏蛋白和黏液样变化。

2级：半月板的信号呈线性增加，但并不扩大到半月板的关节面。这些信号被认为与半月板退变有关，代表了正常胶原蛋白定向被破坏。

3级：半月板信号增加为圆形，线性，或其他复杂的类型，同时这些增强的信号扩展到至少一个关节面。在磁共振3级信号下，超过90%的半月板撕裂病例在关节镜下可见[16, 17]。另外，3级信号的存在可以作为怀疑半月板撕裂的指标，并帮助外科医生在关节镜下探查并确认这些损伤。

半月板撕裂的分类

诊断半月板撕裂的两个首要标准为半月板内异常信号触及到上和（或）下关节面，伴或不伴异常的半月板形态[8]。

常用的半月板撕裂分类方法包括以下几种：纵行撕裂、放射状撕裂、瓣状撕裂、桶柄样撕裂，以及复杂型撕裂。

纵行撕裂是最为常见的一种，分为水平纵行撕裂（将半月板分为上部分和下部分），或是垂直纵行撕裂（将半月板分为内部和外部）。

水平纵行撕裂也被称作劈裂撕裂，撕裂方向通常与关节面平行或轻度成角，并且与半月板关节囊结合部垂直（图3.2）。水平形撕裂常与类黏蛋白的退化有关，并且相关的信号在磁共振上较难发现（图3.3）。

垂直纵行撕裂与关节面垂直（图3.4）。造成这种撕裂的原因常为急性外伤。

当靠近半月板中心的纵行撕裂瓣开始移位或"翻"到髁间窝，这种撕裂被称为"桶柄样"撕裂[10]（图3.5）。

放射状撕裂从半月板的中心部向外周边缘放射，可能是全层或是部分（图3.6）。这些撕裂与纵向胶原蛋白纤维束的方向垂直[20]。这种撕裂常向前外侧或后外侧扩展，并被称为鸟嘴状或是瓣状撕裂。放射性撕裂和瓣状

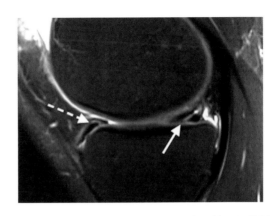

图3.2　半月板后角垂直撕裂。39岁男性，矢状面脂肪饱和T2加权像显示半月板内部线性信号接触到内侧半月板的下表面（箭号）。注意正常的横韧带（虚线箭号）存在于正常的半月板前角，不应与半月板撕裂混淆

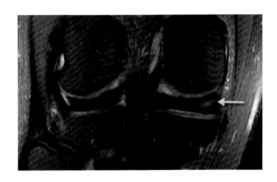

图3.3　类黏蛋白的变化与水平纵行撕裂相比较。41岁男性，冠状面脂肪抑制质子密度加权像显示半月板内侧后角的异常信号（箭号），这可能提示黏液样的退变和（或）水平纵行撕裂

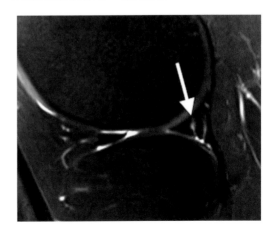

图3.4　后角外围的垂直纵行撕裂。27岁男性，矢状面饱和脂肪质子密度加权像显示位于半月板外侧后角外围的纵向信号，提示半月板撕裂

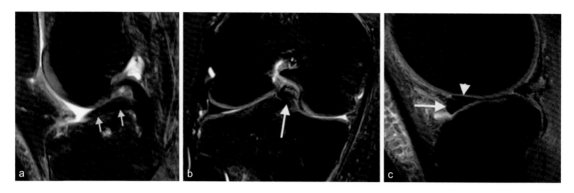

图 3.5   桶柄样撕裂。25 岁男性，矢状面脂肪抑制 T2 加权像显示半月板内侧桶柄样撕裂，位于半月板中心的大断片。(a) 双后交叉韧带征（箭号）和冠状面脂肪抑制质子密度像（ b ）（箭号）。(c) 20 岁男性，外侧半月板桶柄样撕裂，矢状面脂肪抑制质子密度像显示断片向下翻（箭头），触及到前角（箭号）

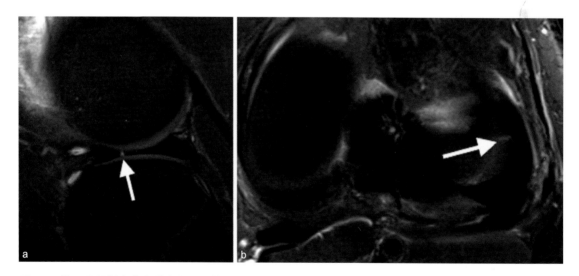

图 3.6   位于半月板主体和前角交界处的放射状撕裂。20 岁男性，矢状面脂肪抑制 T2 加权像（ a ）和轴向脂肪抑制质子密度像（ b ）显示线性液体裂口，常见于部分放射状撕裂

撕裂占所有半月板撕裂的 5% ~ 10%。

　　半月板的碎片可能会从撕裂的地方移位，这被称作移位的瓣状撕裂。患者除了膝关节疼痛的症状以外，还可能会出现膝关节绞锁。和放射状撕裂相似，移位的瓣状撕裂呈现为截短的或短缩的样子，不过半月板碎片常会翻转到外围（图 3.7 ）。

　　复杂型撕裂包含在多个平面上的撕裂，通常表现为半月板显著的形态变化，包括半月板物质的丢失（图 3.8 ）。

　　另一类重要的半月板撕裂是根性撕裂或撕脱。半月板附着点根部的断裂破坏了半月

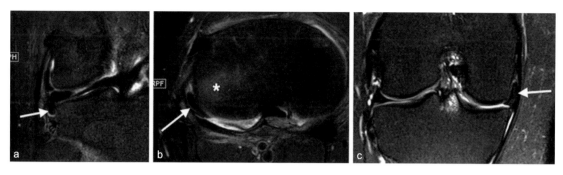

图 3.7　15 岁男性，冠状面脂肪抑制 T2 加权像显示移位的瓣状撕裂位于腘肌裂孔的外侧半月板（a）。轴向脂肪抑制质子密度加权像（b）（箭头）。注意旁边胫骨内可见反应性骨髓水肿（星号）；（c）53 岁男性，在冠状面脂肪抑制质子密度加权像中显示内侧半月板瓣，内侧半月板主体游离缘变钝（箭号），位于内侧副韧带和胫骨之间皱襞内的下瓣

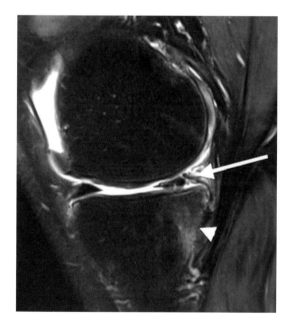

图 3.8　复杂型撕裂。66 岁男性，矢状面质子密度像显示了异常信号的复杂结构和内侧半月板后角形态的扭曲。注意旁边胫骨的反应性骨髓水肿（箭头）

板的环形应力和分散应力的功能[21]。最常见的根性撕裂出现在内侧半月板后角，通常代表了退行性撕裂（图 3.9a）。半月板根部止点的缺如使得半月板更容易向侧面突出，并减弱其在分散震荡方面的能力。

在半月板外 1/3 部出现的撕裂有着自愈的能力，这是因为这部分半月板内有着丰富的血供[18]。

半月板撕裂的继发性体征

半月板囊肿常伴随半月板撕裂[22]。半月板囊肿是在肿胀的半月板内局部的高信号。在高压力下，来自于半月板囊肿内的液体会被挤压或外渗至周围软组织，形成半月板周围型囊肿[23]。水平撕裂常伴有半月板内或半月板周围型囊肿，这是因为其撕裂的方向可以使关节液外渗，并形成活瓣阻止关节液倒流（图 3.10）[19]。

虽然外侧囊肿在临床上更容易被发现，并伴随更加明显的症状，但内侧囊肿和外侧囊肿的发生率相似[24]。

半月板外突（半月板组织向外周扩展到胫骨边缘之外）可能伴随半月板根部撕裂（图 3.9b）。但重要的是，半月板外突也可见于单纯软骨缺失，而没有半月板撕裂的情况。半月板外突通常出现在半月板根性撕裂或周围胶原蛋白纤维严重破裂的半月板撕裂情况下。偶尔，半月板外突也出现在病变间室显著软骨病变的情况下。半月板外突与骨

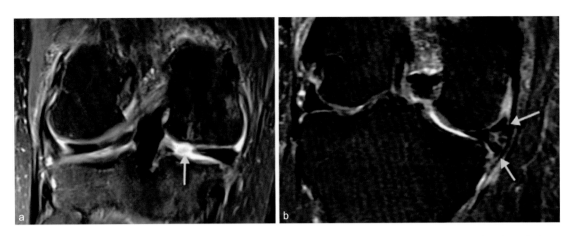

图 3.9　韧带附着点根部撕裂。(a) 50 岁男性，冠状面脂肪抑制质子密度加权像显示内侧半月板后角大面积的韧带附着点根部撕裂。(b) 69 岁女性，内侧半月板复杂型撕裂伴有向外突出 (箭号)，并伴有后根韧带撕裂

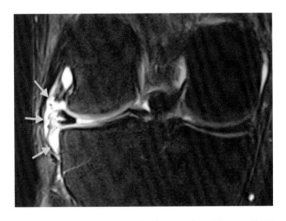

图 3.10　半月板周围型囊肿。26 岁男性，冠状面脂肪抑制质子密度加权像显示分叶状的半月板周围型囊肿 (箭号)，伴随外侧半月板体部的水平撕裂

关节炎的出现和发展密切相关 [25, 26]。

　　半月板旁边的骨髓水肿，线性的或弥散的，都可能提示半月板撕裂 (图 3.8)。Bergin 等在已明确的半月板撕裂中测定周围软组织和骨性结构中 MR 异常信号的频率和相关性 [7]。除了确定了之前提到的半月板囊肿、半月板外突和骨髓水肿的阳性预测值以外，他们还明确了半月板周围的软骨缺失，内侧副韧带的异常信号和水肿、积液以及半

月板周围水肿的诊断值。

假阳性诊断

　　有许多正常的解剖结构、变异和情况可以造成半月板撕裂的假阳性诊断。其中包括膝横韧带 (前角撕裂)(图 3.2)、腘肌腱 (外侧半月板撕裂)、板股韧带、板股斜韧带、软骨钙质沉着病和已愈合的撕裂 [28]。

MRI 预测的可修复性

　　Nourissat 等曾试图描述一套通过 MR 影像学来预测外科医生修复半月板能力的标准 [29]。他们所描述的预测修复半月板撕裂的 MRI 标准包括：可见半月板组织边缘 4 mm 或更少，以及 10 mm 或以上的纵行定向损伤。他们认为纵行半月板全层损伤在年轻患者的红区或红白区时应该进行修复。

磁共振关节造影术

　　用经典的半月板撕裂 MR 标准来评估部

分半月板切除术后的半月板是有缺陷的。持续的半月板内表面信号增强（3级），作为半月板撕裂的常规 MR 诊断标准，却常出现在关节镜和临床证明都显示为半月板已愈合的患者中[30]。这个发现表明可能是在未完全愈合的撕裂处，或是在复发的旧撕裂处，有修复的纤维血管瘢痕组织。

在半月板修复后，磁共振关节造影术可以用来诊断损伤复发或修复手术的失败[31-33]。相似的，在不完全半月板切除术后（半月板切除小于 <25%），磁共振关节造影术与非增强磁共振成像相比在诊断半月板疾病时准确性略高（图 3.11）[34]。

CT 关节造影术

CT 膝关节造影术也可以在患者不适合磁共振时，或当邻近骨内金属削弱传统磁共振图像质量时，用来诊断半月板疾病[35]（图 3.12）。

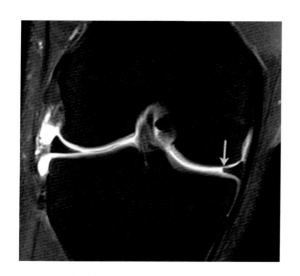

图 3.11　半月板切除术后 MR 。19 岁男性，关节内造影剂注射后的冠状面脂肪抑制 T1 加权像显示内侧半月板主体变钝（箭号），通常出现在局部半月板切除术后。半月板内没有造影剂（高亮信号）说明没有再次撕裂或残余撕裂

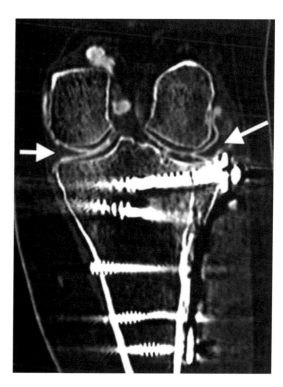

图 3.12　CT 膝关节造影术。关节内碘造影后冠状面重新格式化影像。尽管胫骨有金属存在，我们依然可以明显看出内侧半月板（箭头）和外侧半月板的（虚线箭头）的充盈缺损

超声波

在诊断半月板疾病中，超声波的作用有限。虽然半月板撕裂和外突经常能被检测出，但是检测前角和后角的能力却十分有限。超声波在检测半月板周围型囊肿时更有用。

总结

由于体格检查的不准确性和 X 线片的不足，磁共振影像学在检测半月板损伤中变得越来越重要。一些撕裂在磁共振成像上有

独特的影像学表现，方便做出即刻的诊断。

（原著：Nicole S. Belkin, Pramod B. Voleti, John D. Kelly IV, Viviane Khoury）

参考文献

1. Ryzewicz M, Peterson B, Siparsky PN, Bartz RL. The diagnosis of meniscus tears: the role of MRI and clinical examination. Clin Orthop Relat Res. 2007; 455:123–33. Epub 2007/02/07.

2. Scholten RJ, Deville WL, Opstelten W, Bijl D, van der Plas CG, Bouter LM. The accuracy of physical diagnostic tests for assessing meniscal lesions of the knee: a meta-analysis. J Fam Pract. 2001;50(11): 938–44. Epub 2001/11/17.

3. Solomon DH, Simel DL, Bates DW, Katz JN, Schaffer JL. The rational clinical examination. Does this patient have a torn meniscus or ligament of the knee? Value of the physical examination. JAMA. 2001; 286(13):1610–20.

4. Harrison BK, Abell BE, Gibson TW. The Thessaly test for detection of meniscal tears: validation of a new physical examination technique for primary care medicine. Clin J Sport Med. 2009;19(1):9–12. Epub 2009/01/07.

5. Rosenberg TD, Paulos LE, Parker RD, Coward DB, Scott SM. The forty-five-degree posteroanterior flexion weight-bearing radiograph of the knee. J Bone Joint Surg Am. 1988;70(10):1479–83. Epub 1988/12/01.

6. Altman R, Asch E, Bloch D, Bole G, Borenstein D, Brandt K, et al. Development of criteria for the classification and reporting of osteoarthritis. Classification of osteoarthritis of the knee. Diagnostic and Therapeutic Criteria Committee of the American Rheumatism Association. Arthritis Rheum. 1986; 29(8):1039–49. Epub 1986/08/01.

7. Prove S, Charrois O, Dekeuwer P, Fallet L, Beaufils P. Comparison of the medial femorotibial joint space before and immediately after meniscectomy. Rev Chir Orthop Reparatrice Appar Mot. 2004;90(7):636–42. Epub 2004/12/31. Hauteur radiologique de l'interligne femoro-tibial medial avant et immediatement apres meniscectomie.

8. Manaster BJ. Magnetic resonance imaging of the knee. Semin Ultrasound CT MR. 1990;11:307–26.

9. Oei EH, Nikken JJ, Verstijnen AC, Ginai AZ, Myriam Hunink MG. MR imaging of the menisci and cruciate ligaments: a systematic review. Radiology. 2003; 226(3):837–48. Epub 2003/02/26.

10. Helms CA. The meniscus: recent advances in MR imaging of the knee. AJR Am J Roentgenol. 2002; 179(5):1115–22. Epub 2002/10/22.

11. Magee T, Williams D. 3.0-T MRI of meniscal tears. Am J Roentgenol. 2006;187(2):371–5.

12. Grossman JW, De Smet AA, Shinki K. Comparison of the accuracy rates of 3-T and 1.5-T MRI of the

13. Van Dyck P, Vanhoenacker FM, Gielen JL, Dossche L, Weyler J, Parizel PM. Three-Tesla magnetic resonance imaging of the meniscus of the knee: What about equivocal errors? Acta Radiol. 2010;51(3): 296–301. Epub 2010/01/29.

14. Stoller DW, Martin C, Crues III JV, Kaplan L, Mink JH. Meniscal tears: pathologic correlation with MR imaging. Radiology. 1987;163(3):731–5.

15. Wong S, Steinbach L, Zhao J, Stehling C, Ma CB, Link TM. Comparative study of imaging at 3.0 T versus 1.5 T of the knee. Skeletal Radiol. 2009;38(8):761–9.

16. Crues 3rd JV, Mink J, Levy TL, Lotysch M, Stoller DW. Meniscal tears of the knee: accuracy of MR imaging. Radiology. 1987;164(2):445–8. Epub 1987/08/01.

17. Kaplan PA, Nelson NL, Garvin KL, Brown DE. MR of the knee: the significance of high signal in the meniscus that does not clearly extend to the surface. AJR Am J Roentgenol. 1991;156(2):333–6. Epub 1991/02/01.

18. Rubin DA, Kneeland JB, Listerud J, Underberg-Davis SJ, Dalinka MK. MR diagnosis of meniscal tears of the knee: value of fast spin-echo vs conventional spin-echo pulse sequences. AJR Am J Roentgenol. 1994;162(5):1131–5. Epub 1994/05/01.

19. Burk Jr DL, Dalinka MK, Kanal E, Schiebler ML, Cohen EK, Prorok RJ, et al. Meniscal and ganglion cysts of the knee: MR evaluation. AJR Am J Roentgenol. 1988;150(2):331–6. Epub 1988/02/01.

20. Tuckman GA, Miller WJ, Remo JW, Fritts HM, Rozansky MI. Radial tears of the menisci: MR findings. AJR Am J Roentgenol. 1994;163(2):395–400. Epub 1994/08/01.

21. Petersen W, Tillmann B. Collagenous fibril texture of the human knee joint menisci. Anat Embryol. 1998;197(4):317–24. Epub 1998/06/13.

22. Campbell SE, Sanders TG, Morrison WB. MR imaging of meniscal cysts: incidence, location, and clinical significance. AJR Am J Roentgenol. 2001; 177(2):409–13. Epub 2001/07/20.

23. Helms CA, Laorr A, Cannon Jr WD. The absent bow tie sign in bucket-handle tears of the menisci in the knee. AJR Am J Roentgenol. 1998;170(1):57–61. Epub 1998/01/10.

24. Tasker AD, Ostlere SJ. Relative incidence and morphology of lateral and medial meniscal cysts detected by magnetic resonance imaging. Clin Radiol. 1995; 50(11):778–81. Epub 1995/11/01.

25. Costa CR, Morrison WB, Carrino JA. Medial meniscus extrusion on knee MRI: is extent associated with severity of degeneration or type of tear? AJR Am J Roentgenol. 2004;183(1):17–23. Epub 2004/06/23.

26. Lerer DB, Umans HR, Hu MX, Jones MH. The role of meniscal root pathology and radial meniscal tear in medial meniscal extrusion. Skeletal Radiol. 2004; 33(10):569–74. Epub 2004/08/19.

27. Bergin D, Hochberg H, Zoga AC, Qazi N, Parker L, Morrison WB. Indirect soft-tissue and osseous signs on knee MRI of surgically proven meniscal tears.

AJR Am J Roentgenol. 2008;191(1):86–92. Epub 2008/06/20.

28. De Smet AA, Norris MA, Yandow DR, Graf BK, Keene JS. Diagnosis of meniscal tears of the knee with MR imaging: effect of observer variation and sample size on sensitivity and specificity. AJR Am J Roentgenol. 1993;160(3):555–9. Epub 1993/03/01.

29. Nourissat G, Beaufils P, Charrois O, Selmi TA, Thoreux P, Moyen B, et al. Magnetic resonance imaging as a tool to predict reparability of longitudinal full-thickness meniscus lesions. Knee Surg Sports Traumatol Arthrosc. 2008;16(5):482–6. Epub 2008/02/23.

30. Deutsch AL, Mink JH, Fox JM, Arnoczky SP, Rothman BJ, Stoller DW, et al. Peripheral meniscal tears: MR findings after conservative treatment or arthroscopic repair. Radiology. 1990;176(2):485–8. Epub 1990/08/01.

31. Toms AP, White LM, Marshall TJ, Donell ST. Imaging the post-operative meniscus. Eur J Radiol. 2005;54(2):189–98. Epub 2005/04/20.

32. Farley TE, Howell SM, Love KF, Wolfe RD, Neumann CH. Meniscal tears: MR and arthrographic findings after arthroscopic repair. Radiology. 1991;180(2):517–22. Epub 1991/08/01.

33. Totty WG, Matava MJ. Imaging the postoperative meniscus. Magn Reson Imaging Clin N Am. 2000;8(2):271–83. Epub 2000/07/06.

34. White LM, Schweitzer ME, Weishaupt D, Kramer J, Davis A, Marks PH. Diagnosis of recurrent meniscal tears: prospective evaluation of conventional MR imaging, indirect MR arthrography, and direct MR arthrography. Radiology. 2002;222(2):421–9. Epub 2002/01/31.

35. Malghem J, Vande berg BC, Lebon C, Lecouvet FE, Maldague BE. Ganglion cysts of the knee: articular communication revealed by delayed radiography and CT after arthrography. AJR Am J Roentgenol. 1998;170(6):1579–83. Epub 1998/06/03.

第四章 半月板切除术：基础知识

引言

半月板的血供有限，分别来自膝上内侧动脉、膝上外侧动脉、膝下内侧动脉、膝下外侧动脉。半月板的营养血管从膝关节外围靠近关节囊的地方进入，并向膝关节中心逐渐变细。Miller、Warner 和 Harner 将半月板根据逐渐变弱的血供分为 3 个区域（从外向内）：红区、红白区和白区。基本来说，在红区的半月板组织有极好的供血，使得在这个地方的撕裂更容易恢复[1]。相比之下，在白区的撕裂通常无法恢复，红白区介于两区之间。因为这些撕裂无法修复，关节镜下半月板部分切除术可以用来增强功能、缓解疼痛和最大化地保留没有受到损伤的半月板。半月板部分切除术是美国最常见的骨科手术。一般情况下切除术的效果可以维持很多年。

适应证

采用关节镜手术治疗半月板撕裂的适应证包括：①半月板损伤的症状影响日常生活、工作、运动（比如膝关节绞锁、不稳定、肿胀、疼痛）；②体格检查显示关节间隙压痛、关节积液和关节活动度减少；③非手术治疗无效；④通过病史、体格检查和影像学检查，排除其他造成膝关节疼痛的病因。达到以上条件者应被进一步分类为可修复的半月板损伤和不可修复、必须切除的半月板损伤。

所有的半月板撕裂都应在诊断性关节镜检查后才能真正决定应该予以修复还是切除。手术医生在做出半月板切除术的决定时要遵循几项原则。这些原则中最重要的就是半月板撕裂的位置。任何在白区的撕裂基本上没有修复的可能性，应该被切除，包括放射状裂、斜形撕裂、水平裂、瓣状撕裂以及复合撕裂。相反，在红区的纵向撕裂或桶柄样撕裂在复位后可以被修复。红白区的争议比较大，并且可能需要促进愈合的生物学方法。这些将会在以后的章节中讨论。

无论最后的手术方案如何，都需要向手术患者讲明手术的利弊、为什么选择切除而不是修复，以及半月板撕裂的复发可能。同样的，正确恰当的术前影像学检查（如 MRI）和术前评估能保证手术在最安全的情况下进行。

目标

Metcalf 等在 1990 年最好地定义了关节镜下半月板部分切除术的目的。其一般原则包括：①任何越过膝关节中心的半月板内侧缘可移动碎片应该被切除；②应将切除后剩余的半月板边缘修整平滑，以避免半月板外形的陡然改变造成其进一步的撕裂；③如果半月板边缘已经很平滑就不需要过多处理，因为通过术后关节镜再次检查发现半月板切除的边缘在术后 6～9 个月时间内会自动塑形而变得平滑；④在手术过程中，需要使用关节镜探针来确定残存半月板边缘的稳定性和质地；⑤半月板关节囊结合部和外围的半月板边缘应该保留，因为需要它们来保持半月板的稳定性和半月板分散应力的功能；⑥为了效率最大化，手术中应同时使用手动和自动的器械，手动器械可以更好地控制切除，自动器械可以用来清除游离的碎屑，平整磨损的边缘；⑦在不确定的情况下，应尽可能保留半月板边缘，以此避免节段性切除甚至变成半月板全切除术[2]。遵守这些原则可以在半月板切除中尽可能地保护有功能的半月板组织。

体位

在实施半月板部分切除术时，患者正确的体位对显露所有膝关节结构和避免损伤正常组织都至关重要。一般情况下患者仰卧在手术台上。需手术的下肢悬垂于手术台边，留出前内侧和前外侧的空间。为了更清晰地观察膝关节内侧间室，通常在距离膝关节线水平外侧 3 ~ 4 指的位置安装一个立柱（便于膝关节外翻）（图 4.1）。此外，笔者推荐用加垫的商业化腿部固定器来帮助术者更轻松地进入紧实的间室，并且便于关节囊充分地伸展和延伸。需手术的腿悬垂于手术台边，用立柱或腿部固定器的力量对膝关节产生外翻应力，使手术的视野和方位更好（图4.2）。在使用立柱的时候可能会对内侧副韧带造成损伤。不过笔者没有看到过任何因内侧副韧带拉伤而造成长期问题的病例。实际上，对于高龄、膝关节退变的患者，笔者经常在手术时松开内侧副韧带的前侧，从而更好地进入膝关节后角。

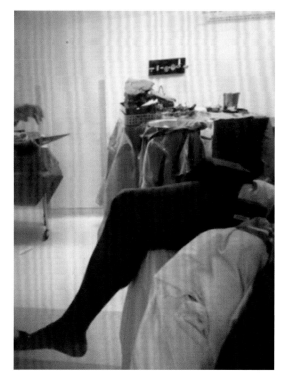

图 4.1　需手术的下肢固定在在膝关节近端的一个环形固定器内

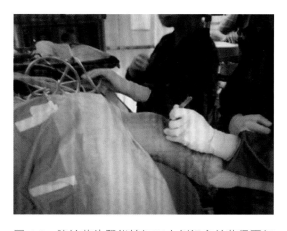

图 4.2　膝关节外翻能够打开内侧间室并获得更好的视野

关节镜入路的相关技术

患者经过良好的体位摆放、消毒与铺单

之后，接下来就可以在麻醉下对膝关节进行检查了。这个检查是为了明确膝关节的体表标志和任何由韧带损伤导致的不稳定。检查的结果应该和关节镜探查的结果相比较——如果疑似内翻损伤应该使外侧间室更容易看清。检查后，膝关节悬垂于手术台边以便于术前标记体表标志和关节镜入路。关节镜前内侧和前外侧入路的体表标志包括：髌骨下缘、髌韧带、胫骨平台。

　　手术医生最好用拇指和示指检查这些结构的边缘。当确定其位置后，用标记笔画出髌骨的内下侧和外下侧边缘，一直延伸到相对应的髌韧带内侧和外侧边缘。最后触摸并标记胫骨平台的内侧和外侧边缘。虽然不是所有的手术医生都做这些标记，但是，这可以防止错误的入路，防止损伤其他结构，并且显示出人与人之间生理结构的差异。此后，标记前内侧和前外侧入路。

　　目前在确定入路过程中有几个不同的理论。标准方法是在髌韧带旁外侧 1 cm 处标记前外侧入路，在髌韧带旁内侧 1.5 cm 处标记前内侧入路，两者都应位于髌骨下缘和胫骨平台上缘之间。另一个方法是根据每个患者特有的解剖结构而定，包括用手触摸由髌韧带、胫骨平台和股骨髁边缘组成的"Joyce Hardy 三角"顶端的"软区"。作者将关节镜的两大基本原则归纳为：①观察入路高，手术操作入路低；②在手术操作的地方制订手术入路。比如，在内侧半月板切除术中，最好在股骨髁外侧和髌骨交界处的"顶点"选择一个较高的外侧入路。较高的入路可便于关节镜越过胫骨髁间棘，并且有更好的视角看到内侧半月板后角。较低的内侧入路应选择在髌韧带内侧 5 mm 处，关节线水平之上（图 4.3）。当观察入路提到内侧时，较高的外侧观察入路可以提供更好的通道以便器械顺利置入内侧半月板的后角。制作入路时应该让膝关节稍微屈曲、外翻。这个姿势也是手术过程中应保持的姿势。同样的，在外侧半月板切除术中，下肢应该置于 Mayo 支架，并保持"4"字姿势。较高的内侧入路选择在髌骨和内侧股骨髁交界处的内侧"顶点"。

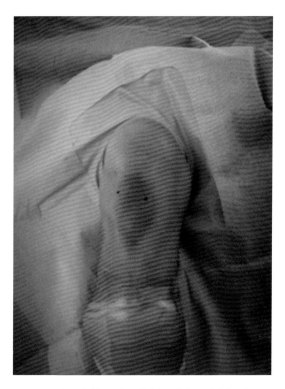

图 4.3　膝关节镜入路，外侧入路高于内侧入路

较低的外侧入路选择在髌韧带外侧的关节线上。无论选择哪种方法，在内侧半月板切除术时，应记住选择前外入路一般会高于前内入路。这是因为胫骨平台外侧高于内侧。

　　在标出表面解剖标志和入路之后，在入路处注射局部麻醉药，附加少量肾上腺素可以减少关节内出血（图 4.4）。不是必须使用止血带，但是作者赞成使用止血带，因为可以减少出血，并提供更好的手术视野。用 11 号刀片切开前外侧手术切口。刀片垂直切入皮肤，刀锋向上避免无意间损伤半月板前角。先对准股骨髁间窝，用刀片切开皮肤，然后继续向深部切入 1.5 cm，穿入关节囊。切口可以用止血钳撑开。用钝穿刺套管进入关节，和切开皮肤一样先对准股骨髁间窝处，然后移向内侧间室。当到达内侧关节间隙时将穿刺针取下，然后置入带有生理盐水输注管的镜头。

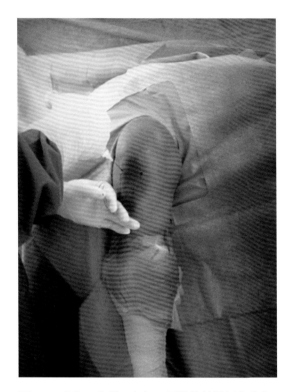

图 4.4   在切开之前，向切口区域注射局部麻醉药，加入少量肾上腺素可以减少伤口出血

一般而言，整个膝关节镜手术都可以用30° 内镜完成。作者推荐使用 2.9 mm 关节镜鞘，因为可以更好地进入紧实的膝关节后部。30° 物镜可以基本看清膝关节所有角落，对普通的半月板切除术是足够的。在关节镜手术中应在向前移动镜头前首先调整物镜角度以获得更好的视野。正如我们向某个方向走之前会先往那个方向扭头转身一样，使用30° 物镜可以在穿过膝关节时更加安全。通过前外侧入路置入关节镜镜头，物镜面向内侧能帮助在关节镜直视下建立前内侧入路。用 18 号腰穿针通过预先确定的前内侧入路穿刺。在关节镜直视下制作入路能够保护半月板前部和关节表面。当穿刺针置入膝关节正确的位置时，用 11 号刀刀锋向上沿着穿刺针的路径垂直切入。这样内侧的手术入路

就做好了，关节镜手术就可以开始。

诊断性膝关节镜检查

在实施任何半月板切除术之前都应该进行系统的诊断性膝关节镜检查。这样可以对比体格检查和影像学检查中所发现的体征并且有机会发现之前漏掉的病变。诊断性膝关节镜检查应该包括膝关节的 7 个部分：内侧间室、外侧间室、髁间窝（交叉韧带）、髌股关节、髌上囊、内侧隐窝和外侧隐窝。按一定顺序探查每一个区域并将其关节镜下照片存档。内侧入路置入关节镜探针可检查膝关节组织的稳定性，并且可从多个角度探查病变。

在关节镜进入内侧间室时，通过下肢外侧柱向腿部施加外翻应力。这有助于打开内侧间室，帮助更好地检查此区域。在外翻的应力下，膝关节可以相应地屈曲或伸直来帮助更好地看到内侧间室的各个部位。全面检查之后，镜头慢慢地从内侧间室退出并向外侧移动检查股骨髁间窝。关节镜在直视下进入内侧间室后面。对于紧实的膝关节，用关节镜钝头交换器试探地进入内侧间室后方更加容易。在外翻应力和适度的屈膝状态下，探查内侧髁间窝，交换器在内侧股骨髁和后交叉韧带之间进入内侧间室后方。只有通过髁间窝才能发现 Ramp 撕裂。检查完内侧间室后，镜头慢慢退出并显示髁间窝。用探针检查髁间窝内前交叉韧带和后交叉韧带的完整性。检查交叉韧带之后，关节镜继续向外侧移动至外侧关节间室。为了打开关节，可施加内翻的应力。这就如同外翻应力帮助打开内侧关节间室一样。下肢摆出"4"字姿势能帮助打开外侧关节间室。除了外侧半月板之外，在外侧间室的后面也可以看到腘肌腱。在这个地方的腘肌裂孔常会发现游离体。同内侧检查相似，镜头可以直接进入后

外侧间室。对于紧实的膝关节，检查这个间室最好从对侧面进入。检查后，镜头再次退出到髁间窝。

此后，在膝关节小心伸直的同时，将镜头从髁间窝稍退出后向前推入，以观察滑车切迹和髌骨底面。膝关节完全伸直时关节镜可以移到股骨髁两侧，检查内侧隐窝和外侧隐窝。这一完整的探查流程可以通过一个简单的外侧入路对膝关节进行系统的评估。

关节镜下半月板部分切除术

在完成诊断性膝关节镜检查之后，我们应该集中注意力进行部分半月板切除术了。首先需要使用探针全面彻底地检查半月板撕裂情况。

我们试图使用的原则是"身体巧用力，手上用巧力。"换言之，下肢固定器使术者身体可以对膝关节施加外翻应力。正确的身体发力可以帮助医生在手术过程中轻松地达到更好的效果。而手在操作时要轻柔地对待各种组织，我们经常对住院医师说的一句话就是："软骨损伤是无法挽回的"。

如果是半月板移位的撕裂（如桶柄样撕裂），我们应该先将其复位，以便于检查组织质量并予以切除。类似的，我们应该用探针在撕裂处稍微施加一点应力来检查撕裂的范围，这包括探查半月板的上下表面。当确定了撕裂的位置后，我们就可以进行切除操作了。

在半月板撕裂的手术中，一个有用的方法就是关节镜和手术器械交替使用不同的入路。如果撕裂是在半月板后部，手术器械应该置入同侧入路。相反地，如果撕裂在半月板前部，就应该将手术器械置入对侧入路。这使得手术器械可以在正确的角度接近撕裂部位，使切除操作更加容易。

有多种关节镜器械可以使我们在切除撕裂的半月板时最小程度地损伤残余组织。其中最受欢迎的是关节镜抽吸刨削器。抽吸刨削器有交替旋转的刀片可以用来修剪磨损的半月板边缘，切除细小的瓣状撕裂组织。刨削器的刀片在控制下前后来回划过损伤的半月板并施加适当的抽吸力，以达到对损伤半月板精确的切修。为了避免损伤软骨，不应将剃刀在一个地方停留太长时间，也不要长时间过度地抽吸。对于紧实的膝关节来说，有弧度的刨削器会更好。关节镜篮钳可去除移位到膝关节内的大的裂瓣。篮钳有多种不同的头部弧度（直钳、左侧成角钳、右侧成角钳）。根据笔者经验，小的向上弯曲的篮钳更适合半月板后部损伤，大的向上弯曲的篮钳更适合后角损伤。当篮钳将大片撕裂瓣取出后，就可以用刨削器抽吸散落的碎片并修平锯齿状的边缘。也可以用射频消融系统修平半月板边缘。虽然使用这些器械可以使刚切割过的边缘非常平整，但是有损伤关节软骨的风险。一旦完成切除，应再用探针探查确认撕裂部分已全部切除，残余半月板组织稳定，最后需要摄像以留存资料。

特殊类型的半月板撕裂

水平撕裂

水平撕裂指半月板组织上下两层分离。作者认为应该尽可能保留更多稳定的半月板组织。一般会切除所有的下层组织，保留几乎完整稳定的上层边缘。最新研究表明，即使残存的半月板组织也可以起到一定的软骨保护作用[3]。

放射状撕裂

最新数据表明放射状半月板撕裂予以保

留比切除能提供更好的接触应力保护[4]。所以笔者认为最好只切除非常不稳定的撕裂部分。对于年轻的患者来说，修复是更好的选择。

外侧半月板前部撕裂

比较靠前的外侧半月板撕裂或是前角的撕裂在术中比较难以操作。笔者喜欢"内侧观察内侧切除"的入路，最直接的方法是从内侧副韧带前方，关节线上 5 mm 的位置附加内侧入路进入关节。当从较高的内侧入路观察时，从另一个普通内侧入路应用成角的篮钳或刨削刀就可以了。对于非常困难的病例，可能需要从外侧入路置入"向后的篮钳"进行操作。

贝克氏囊肿

贝克氏囊肿（Baker's cyst）很少严重到引起膝关节屈曲疼痛。如果出现这种症状，通常伴有退变性的内侧半月板撕裂和（或）股骨内侧髁软骨病变，可以通过一个或多个后内侧入路轻松地予以切除[5]。后内侧入路最开始是为了在半膜肌和腓肠肌内侧头之间囊肿根部建立工作通道。当囊肿的"活瓣"露出来以后，将关节镜通过前外侧入路进入，然后制作第二个后内侧入路以切除囊肿（图 4.5）。

经验总结

"简单的半月板切除术"通常并不是那么简单。对于内侧半月板切除而言，最困难的问题可能是进入和显露。对于难以显露的内侧半月板损伤，作者建议使用以下几个步骤：
1. 应用穿刺针松解内侧副韧带。应用 18 号穿刺针来回刺穿并切割内侧副韧带

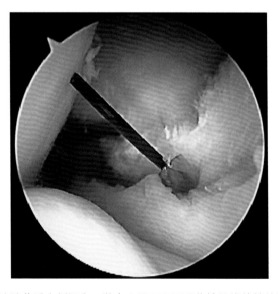

图 4.5 关节镜下显示的是左膝关节后内侧间室。装有 2 号 PDS 可吸收性缝线的管状钩进入后内侧间室。在膝关节屈曲 90° 时缝合囊肿，这需要非常小心谨慎以防止在膝关节屈曲时缝线刺穿软组织（Reprinted from Calvisi V. Arthroscopic all-inside suture of symptomatic Baker's cysts: a technical option for surgical treatment in adults. Knee Surg Sport Tr A. 2007 Dec;15(12):1452-60 with permission from Springer）

的止点（图 4.6）。如果这个也没能提供足够的松弛度，应用微骨折锥从对侧入路进入，在内侧半月板下方将内侧副韧带多点刺穿。最后，应用射频消融工具也能松解同侧的内侧副韧带，同时改善显露。

2. 换成低的内侧观察入路和附加的内侧工作入路。从同一边较低的内侧入路观察，能更好地进入半月板后角。附加的内侧工作入路位于内侧副韧带的前面，也可以很好地处理半月板后角。

3. 为器械做后内侧入路。在最困难的病例中，后角很难从前方入路处理。关节镜从髁间窝进入后侧间室，刨削刀从后内侧入路进入，可以修剪最难接近的半月板损伤部位。后内侧入路的位置比常规入路更靠后 2 cm，这有助于处理半月板后角。

4. 最后，笔者再次建议术中使用环形下肢固定器，它可以增加杠杆作用并且向后牵开关节。笔者认为它可以改善视野，

减少软骨意外损伤。

伤口缝合和术后护理

从切口取出器械和关节镜，并挤压放出多余的液体。非编织缝线（比如，3-0 尼龙线或普理灵线）可以用来缝合手术切口。如果需要，可以在缝合时增加关节内麻醉。接着根据手术医生的偏好应用无菌敷料包扎。

作为单一手术，关节镜下部分半月板切除术不需要过多地约束患者术后的活动。这个手术通常是在门诊完成，并且允许患者术后在可以耐受的情况下，或在拐杖的辅助下进行承重。不应限制关节活动度，也不需要支具。如果同时进行了其他的手术，比如前交叉韧带修复，应先考虑其他手术的术后要求。一般用非甾体抗炎药来控制疼痛，有时需要一定量的口服止痛药，或是冰敷疗法。患者也应该早期开始直腿抬高练习，防止股四头肌萎缩。一般术后 7 ~ 10 天拆线。患者

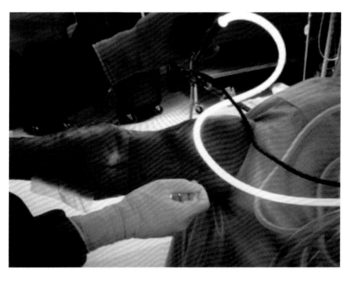

图 4.6　在关节镜直视下，用 18 号穿刺针松解内侧副韧带

一般 4 ~ 6 周内可以完全恢复体育活动。

结果

根据文献报告，关节镜部分半月板切除术非常成功。很多研究显示 80% ~ 89% 的患者能到达满意的临床结果。这些结果主要是关节功能恢复和疼痛缓解。Schimmer 等的研究表明，在 4 年随访中，91.8% 的患者取得良好或极好的疗效。

笔者发现疗效好坏的关键因素是有无关节软骨损伤。在有关节软骨损伤的患者中，只有 62% 的患者报告疗效良好。相反，没有关节软骨损伤的患者有 94.8% 报告疗效良好[6]。Burks 等的一项 15 年的随访研究发现，在行半月板部分切除术的膝关节稳定的患者中，88% 的患者报告疗效良好或非常好。一般而言，内侧半月板切除术（80% ~ 100% 疗效良好或极好）比外侧半月板切除术（54% ~ 92% 良好或极好）更加成功[2]。进一步的研究显示半月板切除和退行性变间存

在"剂量"相关性。一般而言，切除的半月板组织越多，其后软骨损伤的可能性越大。因此，精确而保守的半月板切除术对患者更有益。

（原著 : John G. Horneff Ⅲ , John D.Kelly Ⅳ）

参考文献

1. Miller MD, Cooper DE, Warner JJP, editors. Review of sports medicine and arthroscopy. 2nd ed. Philadelphia, PA: W.B. Saunders; 2002.
2. Burks RT, Metcalf MH, Metcalf RW. Fifteen-year follow-up of arthroscopic partial meniscectomy. Arthroscopy. 1997;13(6):673–9.
3. Bedi A, Kelly NH, Baad M, Fox AJ, Brophy RH, Warren RF, et al. Dynamic contact mechanics of the medial meniscus as a function of radial tear, repair, and partial meniscectomy. J Bone Joint Surg Am. 2010;92(6):1398–408.
4. Vyas D, Harner CD. Meniscus root repair. Sports Med Arthrosc. 2012;20(2):86–94.
5. Takahashi M, Nagano A. Arthroscopic treatment of popliteal cyst and visualization of its cavity through the posterior portal of the knee. Arthroscopy. 2005;21(5):638.
6. Schimmer RC, Brulhart KB, Duff C, Glinz W. Arthroscopic partial meniscectomy: a 12-year follow-up and two-step evaluation of the long-term course. Arthroscopy. 1998;14(2):136–42.

第五章　同种异体半月板移植

历史背景

在 20 世纪初期，第一例同种异体半月板移植的手术是与全膝关节移植手术结合进行的，Lexter 在 1908 年发表了名为"自新鲜截肢肢体进行的全关节或半关节移植手术"的报告 [1, 2]。单纯的半月板移植手术起源于 Gebhardt，他于 1933 年试图以脂肪组织来替换半月板 [3]。其后，Locht 在 1984 年报道了在胫骨平台骨折后进行部分膝关节胫骨平台的移植，包括半月板 [4]。同年，Milachowski 首次报道了一系列人类同种异体半月板移植手术 [5]。

适应证

只有一部分经过特殊挑选的患者才适合同种异体半月板移植（meniscus allograft transplant or meniscal allograft transplantation，MAT）。通常在 40 岁以下的年轻患者在半月板切除术后仍有持续疼痛，并且疼痛除外了其他原因，对保守治疗无效的这些患者是非常适合进行 MAT 的。这些患者膝关节力线应该正常，下肢韧带稳定，且受伤的间室有着相对正常的关节软骨，骨关节炎不超过 Outerbridge Ⅰ级或Ⅱ级 [6]。

任何下肢力线或韧带不稳定的问题都需要在 MAT 术前或是术中解决，这是成功移植手术的关键。局部的软骨缺损可以随移植手术同时解决，但是 OAT 或是 ACI 需要在 MAT 之后进行，以避免在半月板植入时对软骨移植物造成破坏 [7, 8]。

虽然非常有争议，但是一些人提倡 MAT 在一些情况下应与膝关节前交叉韧带（ACL）重建同时进行，这些情况包括内侧半月板组织缺失，存在由于 ACL 缺乏或失败的 ACL 重建后所造成的严重前内侧旋转不稳定。其目标是保护关节软骨并加强关节的稳定性 [9]。内侧半月板后角对于阻止胫骨前移发挥了一定的作用，并能和 ACL 一起避免"轴移"现象的发生。

同种异体半月板的大小

半月板移植物合适的大小对于恢复半月板生物力学功能非常重要。移植物大小不匹配可增加接触应力，并影响移植的长期效果 [10-12]。

所以，准确并可重复的测量方法对于半月板移植成功与否非常重要。目前最普遍的方法包括 MRI [13] 和 X 线影像学 [14]。用 MRI 和 X 线来决定移植物大小的方法有明显的缺陷。Shaffer 等通过实验表明 MRI 和 X 线所估计出的大小和半月板实际大小有很大差异 [15]。Van Thiel 等改善了过去的依靠影像学的测量方法，提出了回归分析，通过身高、体重、性别等变量来准确地预测所需半月板移植物的大小。这个方法被证明更加准确，笔者也使用这种方法 [16]。值得注意的是，宁愿选取稍大的移植物也不要选择稍小的移植物。使用稍大的移植物可以为其留出术后缩小的空间，而术后缩小的情况时常发生。

手术技术

文献中有多种 MAT 的手术方法。为了能详细地描述手术方法，这里只重点描述笔者所推荐的方法。这种方法可以在没有骨栓的情况下直接固定移植物到骨。之后我们会简短地讨论其他的方法。

内侧半月板移植手术的患者体位和膝关节镜的体位一样，腿悬在床边，并使用外侧固定柱。取材时从供体胫骨平台上将前后角从其附着处分离。用不可吸收的编织缝线（例如 FiberWire、Arthrex 等）在后角和体部交界处缝一针。接下来用不可吸收的编织缝线使用对缝法在前后角分别进行回路缝合（图 5.1）。处理好移植物后注意力转向受体。首先应用一个标准的前外侧关节镜入路和一个扩大的约 1 英寸的前内侧入路。联合应用关节镜刨削器和篮钳将半月板修剪到 1 mm

宽（图 5.2）。这些残端可以增加半月板关节囊结合处的固定力。找到前角和后角在胫骨平台的止点后，用刮匙清除骨表面，直至看到渗血。用 ACL 导向器从胫骨前内侧向半月板后角止点打一个 2 mm 的胫骨骨道。带线导针（例如 MicroLasso, Arthrex, Naples, Florida）经过新打的骨道进入关节。小技巧是将导向器的尾端涂上颜色，在其取下后可以帮助术者更好地确定特定的通道。将镍钛记忆合金钢圈放入关节，并与导针一同经胫骨骨道取出。镍钛记忆合金钢圈有环的一端应从扩大的前内侧入路口出来，并将之前准备好在后角的缝线穿过这个环。半月板修复针由外向内地在半月板后角交界处穿过剩下的半月板、关节囊、软组织和皮肤。用刀片将皮肤的穿刺孔扩大以便于缝线的通过。通过这个针将一个带中央眼孔的金属丝放入关节，之后从前内侧入路抽出。重复以上步骤，直到 2 个带眼孔的金属丝经过皮肤进入关节内半月板残端的主体和后角交界处，并从前内侧入路穿出。现在可以将移植物放入关节。通过拉紧附在后角的镍钛记忆合金钢

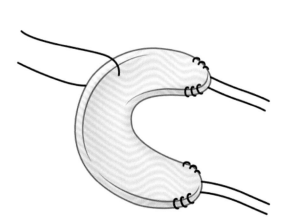

图 5.1　准备移植物。在主体与后角的边界处单针缝合，使用对缝法在前后角进行回路缝合

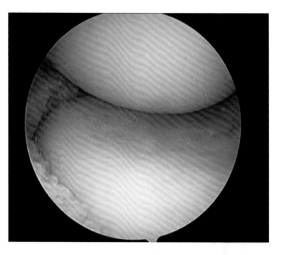

图 5.2　残余半月板准备接受同种异体移植物。剩余部分被修剪为 1 mm 宽

圈和附在导线的金属丝，将移植物送入关节（图 5.3a ~ c）。用一个类似龙虾钳或蟹钳的器械首先确保在通道内没有桥状软组织存在。将穿过胫骨骨道的环形缝线打结，先将移植物固定在半月板后角。再用一种无结的缝线固定方法（例如：PushLock, Arthrex, Naples, Fla）将前内角固定在准备好的连着环形缝线的胫骨止点（图 5.4）。处理前内角最好用高位的、对面的外侧入路。需要注意的是：前角和后角首先固定，再进行外周固定。之后应用全内半月板固定工具（例如 Fast-Fix, Smith&Nephew）来固定半月板后角。使用垂直褥式缝合方法跨过半月板的边缘，能使固定更为牢固。接下来附加一个全内半月板固定工具在缝线的前方。使用合成可吸收的单丝缝线（例如 0-PDS, Ethicon）

应用由外向内的方式固定在半月板前角。这里使用 Mulberry 方法打结更好。将这些缝线穿过扩大的内侧入路。最后，在两个导线中间制作一个切口以确保可以在直视下打结，这是为了防止隐神经被困其中（图 5.5a、b）。如果无法完全复位，扩大前内侧入路可以露出前角，并可以用双臂针直接将前角缝合到关节囊。

技术要点：

1. 显露与手术同等重要。对于内侧半月板移植，可能会需要用针刺内侧副韧带起点，或用锥和射频消融的方法松解内侧副韧带。对于外侧半月板移植，用射频消融装置进行不完全的腘肌腱退缩处理可以增加手术时的操作空间。

2. 了解你的组织库。对供货商的出货记录

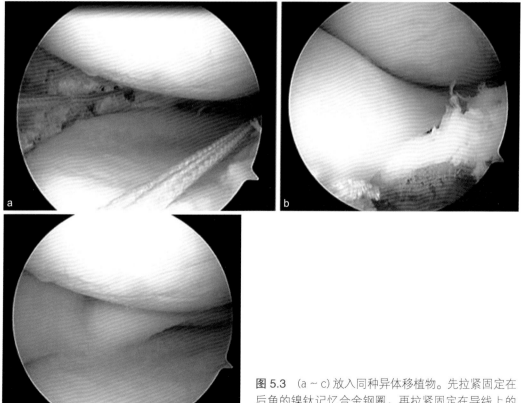

图 5.3　（a ~ c）放入同种异体移植物。先拉紧固定在后角的镍钛记忆合金钢圈，再拉紧固定在导线上的金属丝将移植物拉入关节内

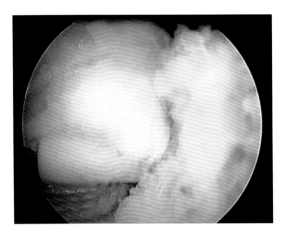

图 5.4   前角固定。应用一个无结的缝合锚将开始置于前角的连续环形缝线固定于胫骨平台

进行调查并且比较多个厂家的服务和组织质量。

3. "倒咬"的器械在切除前角组织时非常有用。

4. 确保你的"缝合"入路足够低，可以让缝线进入关节囊边缘。垂直褥式缝合方法比水平褥式缝合能够提供更大的抗拔出力。

其他方法

文献中经常提到的另一种方法是应用楔形骨栓。将带着移植半月板前角和后角的骨块放入受体胫骨上大小、形状相同的骨道内。另一种方法是用固定在半月板后角的圆柱形骨塞。这些塞子和缝线一起穿过胫骨骨道。笔者认为这些用骨栓的方法增加了移植物进入关节的难度。据此看来，前文描述方法能够提供直接的骨固定，并且避免了大块骨需要通过关节和入路的情况。

外侧半月板移植的方法基本上一样，只有一些不同点需要注意。外侧半月板前角和后角的止点更近。所以，为了更好地处理半月板后角，可能需要使用牵拉探针将 ACL 内移而露出后角钻孔点。其次，因为前角和后角之间非常近，所以要注意不要使骨道聚合。笔者认为对于前角来说最好的操作角度是从一个高位的、来自对面的内侧入路进入。

虽然很多人都提倡用"骨桥"的方法进行外侧半月板移植，笔者认为没有必要，用最先描述的方法就能达到轻松直接固定的目的。

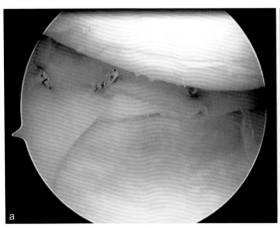
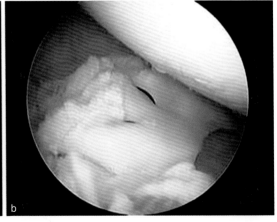

图 5.5   （a，b）外围半月板的固定。两个半月板全内固定器置于后角，然后另外一个半月板全内固定器置于前侧绕过缝线，最后合成的单丝线由外向内固定到前角

其他考虑因素

与之前讨论的一样，如果同时伴有其他病症，例如前交叉韧带缺失或软骨缺损等问题，需要在同种异体半月板移植手术前将其解决。内翻和外翻畸形也应该在考虑的范围之内。对于存在冠状位力线异常的患者，胫骨高位截骨术或股骨远端截骨术应该和MAT同时进行。

术后管理

目前各种已被提出的术后管理方案大概是手术方法的2倍之多。在我们医院，我们遵循以下限制原则：前6周无负重，在之后的2~4周内开始逐渐从不完全负重到完全负重。在行走稳定没有跛行后可以停止使用拐杖。术后前4周活动范围限制在0°~70°，5~6周时活动范围可以增加到0°~90°，之后根据情况逐渐增加。除了以上提到的限制，物理康复师应该对患者进行像半月板修复患者一样的康复训练。预计在6个月左右可以恢复运动。

结果

因为研究方法和测量方法不同，以及不同研究的总体异质性，很多时候很难解释文献中所报道的手术成功率。缺少无手术的对照组是很多研究中的根本缺陷，因此很难确定这类治疗方法对于软骨的真正保护作用。

虽然这样讲，Verdonk 等在最近发表了包括 39 个试验研究的系统性文献回顾，调查研究 MAT 的指征、局限性和结果。所有研究都显示患者在 MAT 术后的疼痛缓解和功能运动方面有明显提高，75%~90% 的患者术后结果都在一般以上 [17]。

在单个研究中，值得注意的是 Cole 等在 2006 年发表的 39 位患者为期 2 年的随访研究，这个研究表明术后各项衡量指标、疼痛以及满意度有显著的改善。Verdonk 等在 2005 年发表的对 100 名患者为期 7 年的随访观察表明，术后 HSS 得分从 60.1 分增加到 88.6 分 [18, 19]。Chalmer 等对来自 13 所中学的症状性半月板功能缺失的高水平运动员进行了回顾性研究，研究表明 77% 的患者在 MAT 术后会恢复预期的竞赛水平 [20]。

总体来说，同种异体半月板移植术在严格控制适应证的情况下为完全半月板切除术的患者提供了鼓舞人心且长效的结果。对于这一人群，同种异体半月板移植术是最好的治疗方法。虽然现在并不是很清楚 MAT 是否有保护软骨的功能，但是临床指标的提高间接证明了其改善病情的作用。

（原著：Nicole S. Belkin, Brian J. Sennett, James L. Carey）

参考文献

1. Lexer E. Substitute of whole or half-joints from freshly amputated extremities by free plastic operation. Surg Gynecol Obstet. 1908;6:601–7.
2. Wirth CJ. Meniscal transplantation and replacement. In: Fu FH, Harner CD, Vince K, editors. Knee surgery. Baltimore, MD: Lippincott Williams & Wilkins; 1994.
3. von Lewinski G. Basic science. In: Beaufils P, Verdonk R, editors. The meniscus. Springer; 2010.
4. Locht RC, Gross AE, Langer F. Late osteochondral allograft resurfacing for tibial plateau fractures. J Bone Joint Surg Am. 1984;66(3):328–35.
5. Milachowski KA, Weismeier K, Wirth CJ. Homologous meniscus transplantation. Experimental and clinical results. Int Orthop. 1989;13(1):1–11.
6. Erikson E. Editorial. Knee Surg Sports Traumatol Arthrosc. 2006;14(8):694–706.
7. Rodeo SA. Meniscal allografts—where do we stand? Am J Sports Med. 2001;29(2):246–61.
8. Cole BJ, Cohen B. Chondral injuries of the knee. A contemporary view of cartilage restoration. Orthopedics. 2000;6:71–6.
9. Sekiya JK, Giffin JR, Irrgang JJ, Fu FH, Harner CD. Clinical outcomes after combined meniscal allograft transplantation and anterior cruciate ligament recon-

struction. Am J Sports Med. 2003;31(6):896–906.

10. Dienst M, Greis PE, Ellis BJ, Bachus KN, Burks RT. Effect of lateral meniscal allograft sizing on contact mechanics of the lateral tibial plateau: an experimental study in human cadaveric knee joints. Am J Sports Med. 2007;35(1):34–42.

11. Haut Donahue TL, Hull ML, Rashid MM, Jacobs CR. The sensitivity of tibiofemoral contact pressure to the size and shape of the lateral and medial menisci. J Orthop Res. 2004;22(4):807–14.

12. Yoon JR, Kim TS, Wang JH, Yun HH, Lim H, Yang JH. Importance of independent measurement of width and length of lateral meniscus during preoperative sizing for meniscal allograft transplantation. Am J Sports Med. 2011;39(7):1541–7.

13. Pollard ME, Kang Q, Berg EE. Radiographic sizing for meniscal transplantation. Arthroscopy. 1995;11(6):684–7.

14. Haut TL, Hull ML, Howell SM. Use of roentgenography and magnetic resonance imaging to predict meniscal geometry determined with a three-dimensional coordinate digitizing system. J Orthop Res. 2000;18(2):228–37.

15. Shaffer B, Kennedy S, Klimkiewicz J, Yao L. Preoperative sizing of meniscal allografts in meniscus transplantation. Am J Sports Med. 2000;28(4):524–33.

16. Van Thiel GS, Verma N, Yanke A, Basu S, Farr J, Cole B. Meniscal allograft size can be predicted by height, weight, and gender. Arthroscopy. 2009;25(7):722–7.

17. Verdonk R, Volpi P, Verdonk P, Van der Bracht H, Van Laer M, Almqvist KF, et al. Indications and limits of meniscal allografts. Injury. 2013;44 Suppl 1:S21–7.

18. Cole BJ, Dennis MG, Lee SJ, Nho SJ, Kalsi RS, Hayden JK, et al. Prospective evaluation of allograft meniscus transplantation: a minimum 2-year follow-up. Am J Sports Med. 2006;34(6):919–27.

19. Verdonk PC, Demurie A, Almqvist KF, Veys EM, Verbruggen G, Verdonk R. Transplantation of viable meniscal allograft. Survivorship analysis and clinical outcome of one hundred cases. J Bone Joint Surg Am. 2005;87(4):715–24.

20. Chalmers PN, Karas V, Sherman SL, Cole BJ. Return to high-level sport after meniscal allograft transplantation. Arthroscopy. 2013;29(3):539–44.

第六章　半月板支架：半月板切除术后的选择

引言

半月板修复或移植手术是骨科中最常见的手术之一，每年大概有 1 百万例[1,2]。缝线缝合可用于普通的纵行撕裂；然而，骨科医师只试图修复所有半月板损伤中 5% ~ 20% 的病例[3]。在涉及复杂的撕裂或退变时，受损部分的半月板通常被切除或是整个半月板被同种异体移植物替换[4]。然而半月板切除术并不能恢复原始组织的正常组织结构，还会导致骨关节炎过早地出现[2,5,6]。就连部分半月板切除术也在近期被发现会增加骨关节炎的发病率[2,6]。

在半月板修复失败、半月板部分切除，或半月板切除术后存在持续疼痛的病例中，同种异体移植对于年轻或运动积极的患者来说是可行的选择[7]。如果正确地选择患者，移植手术的成功率在 60% ~ 95%[8,9]。虽然移植手术是缓解疼痛和恢复功能的可行选择，但也有很多局限性，包括移植物可用性，潜在的疾病传播可能，移植物大小的匹配，花费，以及移植后组织重塑所造成的质量下降[8,10]。实际上组织重塑会影响移植物结构长期的生存能力。除此之外，动物实验还没能提供有说服力的证据证明半月板移植能够预防软骨退化[11]。

为了寻找一种可行的临床替代方法，研究人员发明了一系列用来替换半月板的支架。其中一些已经通过了临床试验并且已经投入临床应用。更多的支架正在进行体外或临床前的动物实验。正如前面所提到过的[12]，

有一些指标将用来评估这些支架是否成功。首先，支架应该模仿半月板复杂的机械特性。其次，支架必须能够和周围的生物环境和谐相处，这包括只会引发有限的免疫反应，允许细胞浸润和基质的产生，以及与周围组织的结合。最后，从后勤角度来看，这些支架必须可以被轻易地生产、消毒和包装。除此之外，这个支架应该在不需要专门设备的情况下应用，以便临床上的广泛应用。

这一章我们将会详细地讨论这些支架。我们先简短地介绍半月板的结构和功能，这些知识可以作为任何替换支架的指南。之后我们将会讨论用来制作支架的不同材料种类和制作方法。接着我们将会把重点放在用于永久替换半月板的脱细胞支架上。此外，我们还会详细讲解支架的发展，并会将重点放在再生医学和组织工程学的发展上。最后我们将以半月板移植所面临的挑战和未来发展方向作为结束。

半月板的结构和功能

因为半月板负责传送日常活动中对膝关节所产生的负重，所以替代的半月板支架的机械特性格外重要[13-16]。由于相对较平的胫骨平台和凸起的股骨髁有着特殊的几何构造（图 6.1），楔形的半月板在日常生活中要受到压力、张力和剪切力[2]。在制作半月板支架时应该努力使其在各种负重情况下承重的能力与本来的半月板组织相匹配。正常半月

板在压力和张力下的模数一般分别为 50 ~ 400 kPa 和 50 ~ 200 MPa[17-19]。

很多支架被设计为会随着时间而退化并被宿主组织所替代，亦或是有细胞组成部分的支架会进行重塑。这些支架长期来讲成功与否取决于它们是否能诱导与原有半月板复杂多样结构相似的新生组织。了解原有半月板的组成能够帮助了解制作支架所面临的挑战。半月板纤维软骨细胞（meniscus fibrochondrocytes, MFCs）在原有组织中不多，其作用为保持和重塑细胞外基质（extracellular matrix, ECM）[20, 21]。蛋白聚糖聚集在内部区域，在这里压力载荷为主[20, 21]。这个区域同时有Ⅰ型和Ⅱ型胶原蛋白[20, 21]。在外部区域主要是Ⅰ型胶原蛋白，其作用是承受张力载荷。这些胶原蛋白主要呈环形排列（图 6.1），在环形排列中有时会有放射状或片状的排列[22]。胶原蛋白的结构对于半月板的机械特性至关重要（图 6.1）。当楔形的半月板承受压力载荷时，这种外形能将压力载荷转化为向外的张力载荷。环形胶原蛋白的排列能够抵抗环形应力，加强关节契合度并促进轴向荷载传导。任何"非永久"支架的成功依赖于促进以上结构新组织生成的能力。

材料种类和制作方法

半月板替换支架主要有两大类材料：合成材料和天然材料（表 6.1 列出了一系列常用的材料和制作方法）。合成材料主要由聚合物组成，聚合物具有生物相容性，易于制备，并具有适当和可改变的机械性能。这些合成材料包括聚乙烯醇（PVA）、涤纶、聚氨基甲酸酯、聚乙醇酸（PGA）、聚左乳酸（PLLA）和聚己内酯等[23-32]。

除此之外，研究人员还制作了用天然细胞外基质做成的支架。有些支架的组织直接来自于供体，如使用猪小肠黏膜下层（small intestinal submucosa, SIS）组织[33]或肋骨的软骨膜组织[34]。这样的支架很容易被原有组织合并和同化。在细胞之间相互作用方面，SIS 比真皮支架更好[35]。这些黏膜下层组织在取得后要首先被脱细胞，低压冻干，消毒并最后包装。这其中一个问题是在脱细胞的过程中流失重要的生化成分，例如糖胺聚糖（GAGs），这样会降低其生物力学特性。所

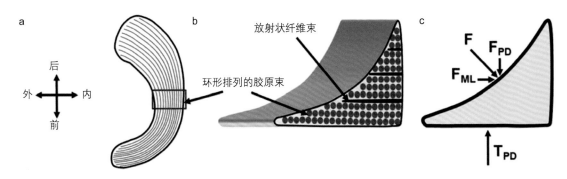

图 6.1 图片显示半月板解剖宏观结构（a）。胶原蛋白的结构，大多数的纤维束拥有环形排列方向，偶尔有放射状纤维束（b）。半月板需要同时承受压力和拉力（c），F 和 T 分别代表来自股骨和胫骨的压力，PD 和 ML 分别代表近端 - 远端和内侧 - 外侧的方向（Adapted from Fisher et al. [72] with permission from Elsevier）

以，现在研究人员在研究一些更为"温和"的脱细胞技术 [36, 37]。除此之外，天然的细胞外基质可以被提取、净化，用来作为合成组织的基础部分。这些包括 I 型胶原蛋白、糖胺聚糖、纤维蛋白、透明质酸 [12, 38-41]。因为这些细胞外基质和细胞有相互作用，所以用它们做成的支架具有更好的生物适应性和生物活性。不过很难复制原有复杂的细胞外基质。其他常用的生物聚合物包括琼脂糖、海藻酸盐、纤维素、壳聚糖和丝线 [42-46]。另一种方法是让密度高的细胞团制造自己的细胞外基质，从聚集的间质分子形成新的组织 [23]。这些材料可以用很多方法形成三维立体的支架。制作泡沫是将聚合物分解为液体，然后将溶液放入模具并将其晾干。加入盐水可以制造出支架的气孔。将支架放入水溶液后，盐便会从支架渗出而形成气孔。除此之外，聚合物纤维还可以通过来自纺织业的技术与微米级纤维编织或合并在一起。静

电纺丝法可以用来制作使用纳米级纤维的支架。最后，水凝胶通常可以由很多材料制成，通常这些材料水的成分较高，一般大于 90%。通过改变温度、pH、电场、超声波、盐的浓度和紫外线等，这些胶可以被做成各种不同的形状 [23, 38]。虽然拉力参数并没有被大量报道，但是如果使用正确的材料和制作方法，我们就可以做出非常接近原有半月板的支架 [47, 48]。每种方法都各有优点和缺点 [12, 49]。本章将会重点描述这些材料和制作方法，并且会分析用于替换半月板的支架。

脱细胞永久替代

几个脱细胞支架材料已经过了临床前期的动物实验评估，这包括有碳纤维的 PLLA 海绵 [32]、涤纶 [30] 和多孔的聚氨基甲酸酯 [27]。第一个被广泛使用的半月板替换物是

表 6.1　半月板支架的常用材料和生产技术

	基础材料	生产技术
合成材料	聚（ε-己内酯）	多孔泡沫 [25, 31, 76]，纳米纤维结构 [70]
	聚乙烯醇	水凝胶 [48, 61]
	聚氨基甲酸酯	多孔泡沫 [25, 27, 31, 62]
	聚乙醇酸	无纺布支架 [23, 26, 78]
	聚左乳酸	多孔泡沫 [29, 32]，无纺布支架 [24]
天然材料	胶原蛋白（ I 型，II 型，I / III 型）	多孔泡沫 [40, 63, 83]
	透明质酸	多孔泡沫 [76, 83]，水凝胶 [39]
	纤维蛋白	密封胶 / 水凝胶 [74]
	硫酸软骨素	多孔泡沫 [40, 41]
	琼脂糖	水凝胶 [46]
	海藻酸盐	水凝胶 [42, 84]
	纤维素	水凝胶 [43]
	壳聚糖	自组装基质 [41]，水凝胶 [44]
	丝线	多孔泡沫 [45]
	小肠黏膜下层	细胞外基质（脱细胞的） [33, 75]
	软骨膜基质	细胞外基质（脱细胞的） [34]

胶原蛋白半月板移植物（collagen meniscus implant，CMI），也叫做 Menaflex®（ReGen Biologics，Inc.）。其目的是用来代替部分半月板切除术后的半月板，尤其是在周围边缘完整的情况下。这是第一个被美国食品药品监督管理局批准的工具[50]，尽管它的批准已被撤销。这个支架是由脱细胞后的牛跟腱浆液和 GAGs 做成的，首先将其放入模具制成半月形，然后再低压冻干，化学交联，最后进行消毒（图6.2）[40]。临床前期犬模型实验发现，在63%使用支架的动物中，术后1年支架可以容许细胞内向生长并诱导新的组织生成（相对于25%没有使用支架的对照组）[40]。已经有多个关于胶原蛋白半月板移植物(CMI)的临床试验被发表[51-54]。在放入 CMI 1年后，关节镜显示 CMI 有显著的重塑[52]。通过活组织检查观察到细胞浸润和在支架边缘有纤维软骨基质形成。但尚不清楚这个重塑的过程是否会在整个 CMI 中出现。

Rodkey 等关于 CMI 的随机对照试验最为出名[52-54]。在300多个患者中，CMI 直接与部分内侧半月板切除术相比较。在术后1年的关节镜检查中发现，相比于半月板切除术，使用了 CMI 的患者明显有更多新的半月板组织生成，并且移植物已经融入周围组织。更为有意思的是慢性撕裂患者的运动能力高于对照组，并且在术后5年的随访中发现其需要翻修手术的患者数比对照组要少。不过在急性损伤的患者中，CMI 的使用并没有带来显著的效果。另外，没有任何关于移植物造成软骨损伤的报道。不过这个试验被批评试验方法有漏洞。近期，Monllau 等发表了对25名患者长达10年关于 CMI 效果的研究[51]。虽然没有对照，但是这个研究显示了83%的患者在运动能力和疼痛方面都有好或是非常好的疗效。不过，MRI 显示89%的患者半月板都有缩小，并且破损概率为8%。

最新研发的合成支架（Actifit；Orteq Bioengineering）已经在欧洲市场上市并且用于替代部分半月板切除术后的半月板。这个支架为聚氨基甲酸酯和 PCL 的混合物，低压冻干为海绵状的结构，最后的产品为 C 形，横断层面为楔形（图6.2）[25,31]。在骨骼成熟的山羊模型上[55]，MRI 和组织学评估发现在放入支架1年内并没有在支架四周发现任何软骨损伤的痕迹，活体实验也证明了这一点，在羊膝关节内放入相似的 PCL 支架可以恢复半月板在行走时承受压力的能力[14]。有意思的是，在 Actifit 和部分半月板切除术这两组中都在关节中线附近发现了软骨损伤的痕迹，表明它们会在一定程度上改变承重结构。这些结果也被犬模型的实验所证实；在半月板完全替换术后12周可以观察到细胞浸润和基质生成[25]，但是在6个月时便会观察到一定程度的关节软骨损伤[56]。抗压试验显示切断组织的表现与原有组织更为贴近，而我们还需要更多的研究改进移植物结构的力学表现。另外，长期的实验（2年）显示支架的核心部分并没有细胞，虽然细胞外基质还存在，但会使人质疑再生组织长期的存活能力[57]。

近期，通过对50多名半月板切除术后依旧存在疼痛的患者应用 Actifit 支架进行分析[58]。术后2年，临床结果得分（包括疼痛、活动水平和生活质量）相比术前的评分有明显改善。然而其失败率为17%。活组织检查显示在支架周边有组织向内生长和细胞外基质的产生[59]。最新临床数据表明完整的、厚的外周边缘对于防止支架移位至关重要，尤其是用于替换内侧半月板时[60]。随着支架的推广和使用，需要对照研究来对支架和半月板切除术进行对比以证明 Actifit 支架的功效。

PVA 水凝胶在半月板替换中的应用已经被仔细研究过了。PVA 水凝胶遇水会膨胀，使其拥有超过90%的水含量和类似原有半月板的抗压性能。在兔模型中，使用 PVA 水

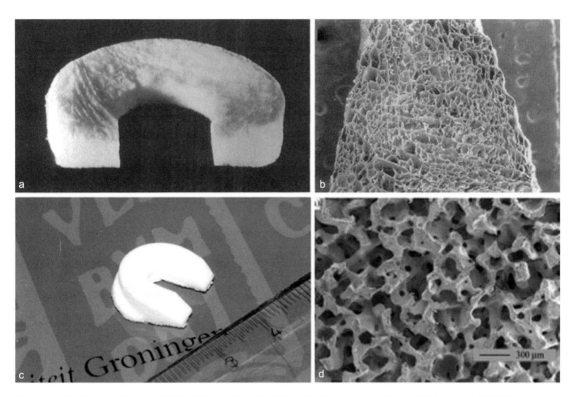

图 6.2 脱细胞支架临床上用于半月板替换。胶原蛋白半月板（a,b）和 Actifit(c, d)支架的外表（a,c）和微观结构（b,d）(Adapted from Stone et al. [92] with permission from JBJS and Heijkants et al. [25] with permission from Springer)

凝胶与半月板切除术相比，能够在多达 2 年的时间中起到减轻软骨损伤的作用，虽然两组都出现过退行性病变的现象[28]。PVA 水凝胶能够保持其机械特性，但是支架与周围组织相融合的能力受到怀疑。Kelly 等使用PVA 水凝胶在羊的模型内完全替换了外侧半月板[61]。和半月板完全切除术相比，磁共振成像、生物力学分析和组织学显示使用水凝胶可以减少软骨退化。不过，在 4 个月和12 个月时，实验表明使用水凝胶相比半月板同种移植物会造成更剧烈的软骨退化。实际上，在 12 个月时，所有的水凝胶都在机械方面失效，造成植入物后 1/3 部分出现轮辐样骨折。这个研究强调了需要在动物模型中进行长期随访的必要性，同时支架需要在压力和张力这两方面都尽可能和原有半月板相似。Holloway 等近期研发了加入超高分子量

聚乙烯（UHMWPE ）的 PVA 水凝胶以提高其抗拉强度。通过改变 PVA、UHMWPE 以及制造时冻融循环的圈数，支架可以拥有和原有半月板相似的抗压和抗拉模量。然而和原有半月板不同的是，这些机械特性在不同方向的时候都是相同的，而原有半月板的机械特性在不同的方向都非常不同。同样，加入了环状凯芙拉©（杜邦）纤维的聚碳酸酯聚氨酯（PCU ）支架已经开始在前期实验中替代羊的全部半月板（ n=3 ）[62]。不过，还需要长期的以半月板切除术作为对照的大型动物实验来证明这些支架的效果。

移植失败的病例推动了研究人员对替换支架进行抗拉特性方面的改良。比如，Balint 等研制了用 I 型胶原蛋白海绵并加入可吸收但却坚硬的合成聚合物纤维的支架（聚酪氨酰脱氨基酪氨酸十二烷基酯）[63]。

活体关节模型生物力学分析显示纤维加固的支架可以通过周边拉应力的形成而承受压缩载荷，并与正常羊半月板有着相似的特性。合并多种不同机械性能材料的限制是源自坚硬的纤维可能会破坏脆弱的水凝胶或海绵阶段。另一个顾虑是这些大纤维和原有半月板胶原蛋白纤维的大小和数量并不相似。

让支架均匀地拥有各向异性抗拉特性和原有细胞外基质纳米纤维性质的一个方法是使用静电纺丝 [64-69]。尤其是用 PCL 做成的静电纺丝支架的抗拉特性，在生理范围内的拉力下，能比得上原有半月板 [70, 71]。为了制造拥有局部排列整齐但却能不断改变方向特性的纤维支架，我们最近研发了一种新颖的静电纺丝方法来制造环形对齐（CircAl）纳米纤维的支架（图 6.3）[72]。在空间上多变的局部走向和机械特性可能会形成在功能、解剖结构上相似的半月板模型，并且模型拥有局部多样化纤维结构来重现原有组织的特性。

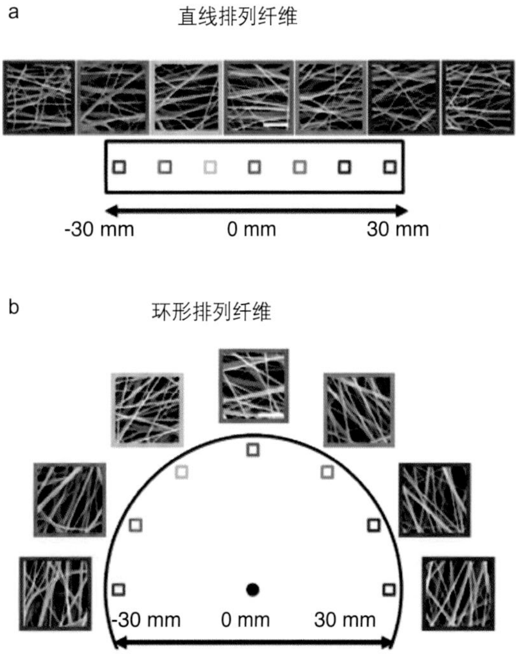

用于修复和再生的支架

与永久替代半月板的支架不同，一些脱细胞的支架材料被用于激发体内的修复和再生能力。通过生长因子来吸引细胞并刺激其产生新的组织。这些支架可以用来作为暂时的底物，它们可以退化并重塑为新的，或许更永久的辅助组织。

纤维蛋白凝块就是这样一种支架，它是在有血供的正常组织修复时产生的 [73]。在一些前沿的研究中，Arnoczky 等使用犬模型在半月板无血管供应的地方制造了一个小的、全层的缺陷。有趣的是，纤维蛋白凝块能够支持纤维软骨组织的形成，但是未治疗的损伤并没有修复。作者猜想这些修复细胞来自滑膜和四周的半月板组织。Hashimoto 等在纤维蛋白胶中加入内皮生长因子，并发现这可以增加组织的填充 [74]。尽管如此，在组织学的形态上这些新组织还是有别于正常的组织，而且纤维蛋白凝块不太可能会修复大的缺陷。

其他生物支架，比如小肠黏膜下层支架（SIS），已经被用作增强半月板重生的移植物。5 只犬接受了移植物，另外 2 只犬没有进行任何治疗用作对照组（图 6.4）。犬模型的小型研究 [75] 发现 80% 的犬在使用 SIS 12 周后，新生组织有明显的增加。新生组织在组织学特点上与原有组织相似，包括 Ⅱ 型胶原蛋白的存在。相反，在无治疗的对照组中受损的地方长满了纤维组织。在另一项后12 个月的随访研究中，使用 SIS 支架可以减轻跛行的情况并减少继发性软骨损伤 [33]。在 12 周时，SIS 支架还保持着新生组织的生成（图 6.4）。新生的组织更加成熟并可以更好地融入原有组织。不过两组都有关节软骨改变的情况。另外在术后 1 年随访时，就

a 直线排列纤维

-30 mm   0 mm   30 mm

b 环形排列纤维

-30 mm   0 mm   30 mm

图 6.3 扫描式电子显微镜显示直线排列（a）和环形排列（b）的支架（比例尺＝5 μm）（Adapted from Fisher et al. [72] with permission from Elsevier）

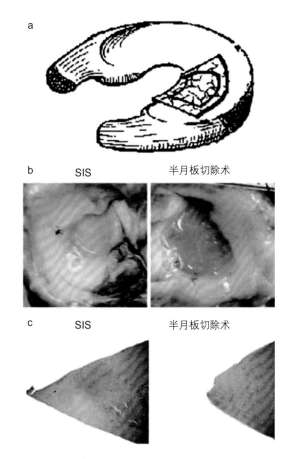

图6.4　半月板再生使用的小肠黏膜下层（SIS）支架。支架放置的图示（a）。大体结构（b）和（c）使用了组织学染色（苏木精曙红染剂）的SIS和半月板切除术后12个月时的膝关节组织（Adapted from Cook et al. [33] with permission from SAGE Publications）

算有SIS，再生组织的抗压强度也只不过是正常组织的一半。

组织工程支架

多项研究表明脱细胞支架在融合、促进细胞浸润、新基质生成和长期功能等方面都存在不足[76, 77]。所以在植入支架前，将细胞放入支架并且在体外培养出类组织的材料，这种做法称为组织工程。可以使用的

细胞包括自体半月板细胞、间充质干细胞（mesenchymal stem cells，MSCs）、异体细胞、胚胎干细胞和诱导性多功能干细胞。每种细胞的优点和缺点已经在其他文献中被详细描述[12]。虽然到目前为止还没有任何细胞种类被批准用于半月板损伤的治疗，但是已经有很多这方面的体外或临床前期体内的研究。

在体内研究方面，Ibarra等最早进行了半月板组织工程的研究，他将不成熟的牛纤维软骨细胞接种在无纺布支架上并放入羊的模型中进行研究[26, 78]。最近，预先接种在支架上的细胞被分离出来并进行研究[76]。在一个羊半月板部分切除术的模型研究中，作者将多孔的透明质酸/PCL支架（有环形纤维）与接种了自体软骨细胞的支架相比较。1年时，所有支架移植物中均发现细胞长入。组织胚胎学研究发现在预先接种的支架中，细胞的存在更为均匀（图6.5）。和半月板切除术相比，接种了细胞的支架骨关节炎表现更轻，虽然和没有细胞的支架相比并没有统计学上的显著性差异。Martinek等使用羊模型审慎地研究了在自体移植3周前将自体纤维软骨细胞接种在CMI支架的影响[77]。在术后3个月，接种细胞和没有接种细胞的CMI都有缩小的迹象。最初细胞的存在能够推动ECM沉积。绝大多数接种细胞的支架都能够进行重建，其中有25%的支架能够完全被吸收。不过还需要更多结论性的体内实验来证实。

有些组织工程学方法已经在实验室环境下被研究了。一个较为直接的方法是将细胞紧密地放在一起，并且使它们通过"自我聚集"的方法产生自己的基质[79, 80]。因为没有用到任何额外的支架材料，最后的结构完全是由自体细胞和其产生的自然细胞外基质组成。在8周时，半月板纤维软骨细胞（meniscal fibrochondrocytes，MFC）和关节软骨细胞（articular chondrocytes，ACs）接

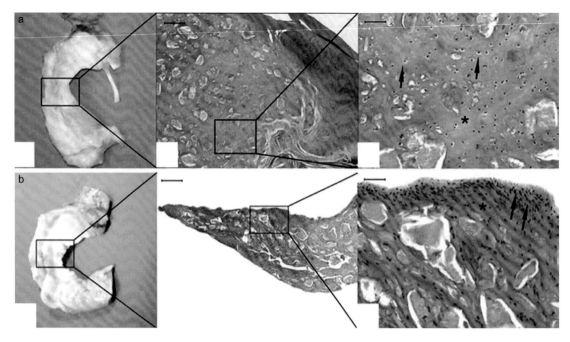

图 6.5   用于替换半月板的体内组织工程支架。在术后 12 个月时接种了细胞的移植物（a）和没有细胞的移植物（b）的宏观图像和组织染色（比例尺＝ 500 μm和100 μm）（Adapted with permission from Kon et al. [76]: the publisher for this copyrighted material is Mary Ann Liebert, Inc. Publishers）

种于琼脂胶所产生的基质拥有的环形抗拉模量比放射状抗拉模量高出 4 倍多 [23]。研究也显示使用合成代谢剂和分解代谢剂 [80]，以及对支架进行机械性刺激所带来的益处 [81]。然而这样所产生的组织抗拉特性和原有半月板组织相比还是有很大的差距。

应用 ECM 做基底的支架与细胞相结合后也曾被用于半月板组织工程学应用。Mueller 等将牛的半月板细胞接种于糖胺聚糖（GAGs）和 Ⅰ 、Ⅱ 型胶原蛋白做成的支架中。有趣的是，和 Ⅰ 型胶原蛋白相比，Ⅱ 型胶原蛋白更能够促进细胞繁殖，增加 GAG 的合成，并且阻止组织收缩 [82]。在另一个相似的研究中，Chiari 等将牛半月板细胞接种到双层胶原蛋白支架或接种到透明质烷中（Hyaff-11）[83]。两种不同的支架都支持细胞黏附和增殖，以及半月板基质的生成，这包括 GAG 和 Ⅰ 型胶原蛋白。然而作

者发现 Ⅱ 型胶原蛋白的生成非常少。更为复杂的由透明质酸、壳聚糖、Ⅰ 型和 Ⅱ 型胶原蛋白以及硫酸软骨素钠所组成的支架已经被用在一些短期的带有鼠半月板纤维软骨细胞的体外试验中 [41]。

接种细胞的水凝胶已经被用在替换半月板的支架中。一些研究使用 CT 或是 MRI 制造模拟半月板几何外形的模型，使得水凝胶能够形成特有的几何外形 [38, 84]。使用这种方法，Ballyns 等在外形像羊的半月板水凝胶中悬浮了牛的半月板纤维软骨细胞 [42, 84]。一个特别定做的生物反应器用来提供动态压缩并且进一步提高这些特性 [38]。在 2 周的动态压缩后，ECM 的含量和压缩模量都有 2～3 倍的提高。然而在第 6 周时，GAG 的含量和压缩模量相比第 2 周时都有衰减。这间接表明了长期的负荷是有负面效果的。这些组织的抗拉特性和原有半月板组织相比还是有

很大的差距。除此之外，丝绸作为基底的支架也被用于半月板组织工程，很大一部分原因是丝绸有很高的抗拉强度。Mandal 等制造了一个多层楔形的丝绸支架，这个支架不同层间有不同大小和方向的气孔[45]。这些支架支持含有 GAG 和 I、II 型胶原蛋白的基质形成。

我们实验室使用通过静电纺丝纳米制造技术做支架来制造接种细胞的组织工程化半月板模型。在近期的一项研究中我们发现，在 10 周的时间内，纳米纤维排列一致的支架在接种 MSCs 或 MFCs 后抗拉强度增长 100%，而没有排列一致的支架在抗拉强度

上只有 20% 的增长[70]。在纤维排列一致的支架中，偏振光显微镜显示出整齐的胶原蛋白沉积，而在没有排列一致的支架中，胶原蛋白的沉积则杂乱无章[85]。为了增加经典支架的气孔大小，我们最近制作了由两种聚合物（PCL 和 PEO）组成的支架。这个支架可以快速地溶解在水相环境中（图 6.6）[47, 86]。在 12 周的时间内，绝大部分的人类 MFCs 细胞能够向支架中心位置移动，并且 PEO 的成分也有增加。试管内的模型中，气孔的增加能够提高支架与原有半月板相融合的能力[87, 88]。一些正在进行中的实验在研究这些支架如何适应膝关节内复杂的环境。

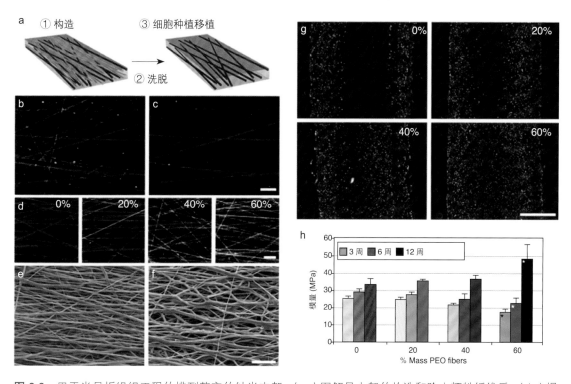

图 6.6　用于半月板组织工程的排列整齐的纳米支架。（a）图解是支架的构造和除去牺牲纤维后。（b）慢慢腐蚀的 PCL（红色）和可溶于水的 PEO（绿色）纤维在纤维增强的复合支架。在潮湿的环境下，PEO 纤维开始溶解（c）。拥有不同牺牲纤维的复合支架（% 表示 PEO 的成分）（d）。SEM 图像中显示的是没有牺牲纤维（0%）（e）和含有高成分牺牲纤维（60%）（f）的支架（刻度尺：10μm）。去除牺牲纤维能够推动在纳米复合支架中的细胞渗透（g）。来自不同结构的横切面包含 0、20%、40% 和 60% 的 PEO（质量）显示细胞核（刻度尺：500 μm）。长期培养的复合纳米支架有着高牺牲纤维成分并且有更好的机械模量（h）(*P＜0.05，相比于点匹配法 0% 的模型）（Adapted with permission from Baker et al. [47] and the National Academy of Sciences of the United States of America）

结论和未来研究热点

自 Fairbank 在 20 世纪中期最早对半月板研究以来，我们对半月板的重要作用的理解经过了漫长的道路[89]。现在人们普遍认为即使是切除部分半月板也会增加患骨关节炎的风险[90]。尽管如此，半月板切除术仍是最常见的骨科手术之一。为了改善不可修复的复杂病例的效果，我们研发了很多可以替代一大部分或是整个半月板的支架。这些支架由各种合成和天然的材料制成，目的是制造出可以在结构上完全替代半月板或是可以促进新组织生长的支架。组织工程学的技术可以隔离细胞并且将细胞加入支架中，并在植入前在试管内进行培养。

到目前为止研究进展强调了合适支架材料的重要性。两个脱细胞支架（CMI 和 Actifit）已经在临床上用于替代半月板部分切除术，并且有非常鼓舞人心的临床结果[58,91]，但仍然有很多挑战。在 2008 年，CMI 是第一个在美国上市的产品，然而在 2010 年被美国食品与药品管理局（FDA）撤销[50]。从那以后，还没有任何半月板替代支架被 FDA 批准。未来支架的成功取决于多方的努力，包括行业、管理机构、医生和患者。

尽管未来还有很多挑战，但我们还是有信心新型支架在临床上将会对半月板损伤治疗产生深刻的影响。有趣的是，为了与半月板复杂的机械性能相配，并且促进更好的生物反应来增强长期功能而研发了更加精致的支架。其中一个令人激动的进展是使用生长因子来补充细胞，推动细胞浸润并且直接促进基质的生成。控制支架在修复过程中的降解可以增强组织的融合。在支架内加入多种不同的细胞可以模仿原有半月板内多种多样的细胞表现型。在未来，需要全面的体内研究来验证体外研究所取得的进展。还有几个很重要的问题："是在体内使支架进行再生比较好，还是在先在体外形成半月板样组织更好？""最适合加入支架的细胞是哪种？""从模型成熟的角度来看，什么时候才是植入支架的最佳时机？""植入后应该施加机械应力吗？如果需要的话要负荷多少？"临床对照试验能够证明这些方法的有效性。这是一个非常令人兴奋的时代，因为有很多支架正处在研发的最后阶段，很快就能够用于改进半月板损伤的治疗。

（原著：Matthew B. Fisher, Nicole S. Belkin, and Robert L. Mauck）

参考文献

1. Greis PE, Holmstrom MC, Bardana DD, Burks RT. Meniscal injury: II. Management. J Am Acad Orthop Surg. 2002;10(3):177–87.
2. Rath E, Richmond JC. The menisci: basic science and advances in treatment. Br J Sports Med. 2000;34(4):252–7.
3. DeHaven KE. Meniscus repair. Am J Sports Med. 1999;27(2):242–50.
4. Jackson DW, Simon TM. Biology of meniscal allograft. In: Mow VC, Arnoczky SP, Jackson DW, editors. Knee meniscus: basic and clinical foundations. New York: Raven; 1992. p. 141–52.
5. Ahmed AM. The load-bearing role of the knee meniscus. In: Mow VC, Arnoczky SP, Jackson DW, editors. Knee meniscus: basic and clinical foundations. New York: Raven; 1992. p. 59–73.
6. Petrosini AV, Sherman OH. A historical perspective on meniscal repair. Clin Sports Med. 1996;15(3):445–53.
7. Cole BJ, Carter TR, Rodeo SA. Allograft meniscal transplantation: background, techniques, and results. Instr Course Lect. 2003;52:383–96.
8. Elattar M, Dhollander A, Verdonk R, Almqvist KF, Verdonk P. Twenty-six years of meniscal allograft transplantation: is it still experimental? A meta-analysis of 44 trials. Knee Surg Sports Traumatol Arthrosc. 2011;19(2):147–57.
9. Packer JD, Rodeo SA. Meniscal allograft transplantation. Clin Sports Med. 2009;28(2):259–83. viii.
10. Verdonk P, Depaepe Y, Desmyter S, De Muynck M, Almqvist KF, Verstraete K, et al. Normal and transplanted lateral knee menisci: evaluation of extrusion using magnetic resonance imaging and ultrasound. Knee Surg Sports Traumatol Arthrosc. 2004;12(5):411–9.
11. Kelly BT, Potter HG, Deng XH, Pearle AD, Turner AS, Warren RF, et al. Meniscal allograft transplantation in the sheep knee: evaluation of chondroprotec-

tive effects. Am J Sports Med. 2006;34(9):1464–77.

12. Makris EA, Hadidi P, Athanasiou KA. The knee meniscus: structure-function, pathophysiology, current repair techniques, and prospects for regeneration. Biomaterials. 2011;32(30):7411–31.

13. Ahmed AM, Burke DL. In-vitro measurement of static pressure distribution in synovial joints—Part I: Tibial surface of the knee. J Biomech Eng. 1983; 105(3):216–25.

14. Bedi A, Kelly NH, Baad M, Fox AJ, Brophy RH, Warren RF, et al. Dynamic contact mechanics of the medial meniscus as a function of radial tear, repair, and partial meniscectomy. J Bone Joint Surg Am. 2010;92(6):1398–408.

15. Fukubayashi T, Kurosawa H. The contact area and pressure distribution pattern of the knee. A study of normal and osteoarthrotic knee joints. Acta Orthop Scand. 1980;51(6):871–9.

16. Hunter SA, Rapoport HS, Connolly JM, Alferiev I, Fulmer J, Murti BH, et al. Biomechanical and biologic effects of meniscus stabilization using triglycidyl amine. J Biomed Mater Res A. 2010;93(1): 235–42.

17. Bursac P, Arnoczky S, York A. Dynamic compressive behavior of human meniscus correlates with its extracellular matrix composition. Biorheology. 2009;46(3): 227–37.

18. Bursac P, York A, Kuznia P, Brown LM, Arnoczky SP. Influence of donor age on the biomechanical and biochemical properties of human meniscal allografts. Am J Sports Med. 2009;37(5):884–9.

19. Proctor CS, Schmidt MB, Whipple RR, Kelly MA, Mow VC. Material properties of the normal medial bovine meniscus. J Orthop Res. 1989;7(6):771–82.

20. Adams ME, Hukins DWL. The extracellular matrix of the meniscus. In: Mow VC, Arnoczky SP, Jackson DW, editors. Knee meniscus: basic and clinical foundations. New York: Raven; 1992. p. 15–28.

21. McDevitt CA, Webber RJ. The ultrastructure and biochemistry of meniscal cartilage. Clin Orthop Relat Res. 1990;252:8–18.

22. Petersen W, Tillmann B. Collagenous fibril texture of the human knee joint menisci. Anat Embryol (Berl). 1998;197(4):317–24.

23. Aufderheide AC, Athanasiou KA. Assessment of a bovine co-culture, scaffold-free method for growing meniscus-shaped constructs. Tissue Eng. 2007;13(9): 2195–205.

24. Gunja NJ, Uthamanthil RK, Athanasiou KA. Effects of TGF-beta1 and hydrostatic pressure on meniscus cell-seeded scaffolds. Biomaterials. 2009;30(4): 565–73.

25. Heijkants RG, van Calck RV, De Groot JH, Pennings AJ, Schouten AJ, van Tienen TG, et al. Design, synthesis and properties of a degradable polyurethane scaffold for meniscus regeneration. J Mater Sci Mater Med. 2004;15(4):423–7.

26. Ibarra C, Koski JA, Warren RF. Tissue engineering meniscus: cells and matrix. Orthop Clin North Am. 2000;31(3):411–8.

27. Klompmaker J, Veth RP, Jansen HW, Nielsen HK, de Groot JH, Pennings AJ, et al. Meniscal repair by fibrocartilage in the dog: characterization of the repair tissue and the role of vascularity. Biomaterials. 1996;17(17):1685–91.

28. Kobayashi M, Chang YS, Oka M. A two year in vivo study of polyvinyl alcohol-hydrogel (PVA-H) artificial meniscus. Biomaterials. 2005;26(16):3243–8.

29. Silva MM, Cyster LA, Barry JJ, Yang XB, Oreffo RO, Grant DM, et al. The effect of anisotropic architecture on cell and tissue infiltration into tissue engineering scaffolds. Biomaterials. 2006;27(35):5909–17.

30. Sommerlath KG, Gillquist J. The effect of anterior cruciate ligament resection and immediate or delayed implantation of a meniscus prosthesis on knee joint biomechanics and cartilage. An experimental study in rabbits. Clin Orthop Relat Res. 1993;289:267–75.

31. van Tienen TG, Heijkants RG, Buma P, de Groot JH, Pennings AJ, Veth RP. Tissue ingrowth and degradation of two biodegradable porous polymers with different porosities and pore sizes. Biomaterials. 2002;23(8):1731–8.

32. Veth RP, Jansen HW, Leenslag JW, Pennings AJ, Hartel RM, Nielsen HK. Experimental meniscal lesions reconstructed with a carbon fiber-polyurethane-poly(L-lactide) graft. Clin Orthop Relat Res. 1986;202:286–93.

33. Cook JL, Fox DB, Malaviya P, Tomlinson JL, Kuroki K, Cook CR, et al. Long-term outcome for large meniscal defects treated with small intestinal submucosa in a dog model. Am J Sports Med. 2006;34(1): 32–42.

34. Bruns J, Kahrs J, Kampen J, Behrens P, Plitz W. Autologous perichondral tissue for meniscal replacement. J Bone Joint Surg Br. 1998;80(5):918–23.

35. Cook JL, Fox DB, Kuroki K, Jayo M, De Deyne PG. In vitro and in vivo comparison of five biomaterials used for orthopedic soft tissue augmentation. Am J Vet Res. 2008;69(1):148–56.

36. Crapo PM, Gilbert TW, Badylak SF. An overview of tissue and whole organ decellularization processes. Biomaterials. 2011;32(12):3233–43.

37. Sandmann GH, Eichhorn S, Vogt S, Adamczyk C, Aryee S, Hoberg M, et al. Generation and characterization of a human acellular meniscus scaffold for tissue engineering. J Biomed Mater Res A. 2009; 91(2):567–74.

38. Ballyns JJ, Bonassar LJ. Dynamic compressive loading of image-guided tissue engineered meniscal constructs. J Biomech. 2011;44(3):509–16.

39. Chen JP, Cheng TH. Preparation and evaluation of thermo-reversible copolymer hydrogels containing chitosan and hyaluronic acid as injectable cell carriers. Polymer. 2009;50(1):107–16.

40. Stone KR, Rodkey WG, Webber R, McKinney L, Steadman JR. Meniscal regeneration with copolymeric collagen scaffolds. In vitro and in vivo studies evaluated clinically, histologically, and biochemically. Am J Sports Med. 1992;20(2):104–11.

41. Tan GK, Dinnes DL, Butler LN, Cooper-White JJ. Interactions between meniscal cells and a self assembled biomimetic surface composed of hyaluronic acid, chitosan and meniscal extracellular matrix molecules. Biomaterials. 2010;31(23):6104–18.

42. Ballyns JJ, Wright TM, Bonassar LJ. Effect of media mixing on ECM assembly and mechanical properties of anatomically-shaped tissue engineered meniscus. Biomaterials. 2011;31(26):6756–63.

43. Bodin A, Concaro S, Brittberg M, Gatenholm P. Bacterial cellulose as a potential meniscus implant. J Tissue Eng Regen Med. 2007;1(5):406–8.

44. Chen JP, Cheng TH. Thermo-responsive chitosan-graft-poly(N-isopropylacrylamide) injectable hydrogel for cultivation of chondrocytes and meniscus cells. Macromol Biosci. 2006;6(12):1026–39.

45. Mandal BB, Park SH, Gil ES, Kaplan DL. Multilayered silk scaffolds for meniscus tissue engineering. Biomaterials. 2012;32(2):639–51.

46. Wilson CG, Nishimuta JF, Levenston ME. Chondrocytes and meniscal fibrochondrocytes differentially process aggrecan during de novo extracellular matrix assembly. Tissue Eng Part A. 2009;15(7):1513–22.

47. Baker BM, Shah RP, Silverstein AM, Esterhai JL, Burdick JA, Mauck RL. Sacrificial nanofibrous composites provide instruction without impediment and enable functional tissue formation. Proc Natl Acad Sci U S A. 2012;109(35):14176–81.

48. Holloway JL, Lowman AM, Palmese GR. Mechanical evaluation of poly(vinyl alcohol)-based fibrous composites as biomaterials for meniscal tissue replacement. Acta Biomater. 2010;6(12):4716–24.

49. Baker BM, Gee AO, Sheth NP, Huffman GR, Sennett BJ, Schaer TP, et al. Meniscus tissue engineering on the nanoscale: from basic principles to clinical application. J Knee Surg. 2009;22(1):45–59.

50. FDA. FDA determines knee device should not have been cleared for marketing [Internet]. 2010 [updated 2013 Apr 19]. Available from: http://www.fda.gov/NewsEvents/Newsroom/PressAnnouncements/2010/ucm229384.htm.

51. Monllau JC, Gelber PE, Abat F, Pelfort X, Abad R, Hinarejos P, et al. Outcome after partial medial meniscus substitution with the collagen meniscal implant at a minimum of 10 years' follow-up. Arthroscopy. 2011;27(7):933–43.

52. Rodkey WG, Steadman JR, Li ST. A clinical study of collagen meniscus implants to restore the injured meniscus. Clin Orthop Relat Res 1999;367 Suppl:S281–92.

53. Rodkey WG, DeHaven KE, Montgomery III WH, Baker Jr CL, Beck Jr CL, Hormel SE, et al. Comparison of the collagen meniscus implant with partial meniscectomy. A prospective randomized trial. J Bone Joint Surg Am. 2008;90(7):1413–26.

54. Steadman JR, Rodkey WG. Tissue-engineered collagen meniscus implants: 5- to 6-year feasibility study results. Arthroscopy. 2005;21(5):515–25.

55. Maher SA, Rodeo SA, Doty SB, Brophy R, Potter H, Foo LF, et al. Evaluation of a porous polyurethane scaffold in a partial meniscal defect ovine model. Arthroscopy. 2010;26(11):1510–9.

56. Tienen TG, Heijkants RG, de Groot JH, Pennings AJ, Schouten AJ, Veth RP, et al. Replacement of the knee meniscus by a porous polymer implant: a study in dogs. Am J Sports Med. 2006;34(1):64–71.

57. Welsing RT, van Tienen TG, Ramrattan N, Heijkants R, Schouten AJ, Veth RP, et al. Effect on tissue differentiation and articular cartilage degradation of a polymer meniscus implant: a 2-year follow-up study in dogs. Am J Sports Med. 2008;36(10):1978–89.

58. Verdonk P, Beaufils P, Bellemans J, Djian P, Heinrichs EL, Huysse W, et al. Successful treatment of painful irreparable partial meniscal defects with a polyurethane scaffold: two-year safety and clinical outcomes. Am J Sports Med. 2012;40(4):844–53.

59. Verdonk R, Verdonk P, Huysse W, Forsyth R, Heinrichs EL. Tissue ingrowth after implantation of a novel, biodegradable polyurethane scaffold for treatment of partial meniscal lesions. Am J Sports Med. 2011;39(4):774–82.

60. De Coninck T, Huysse W, Willemot L, Verdonk R, Verstraete K, Verdonk P. Two-year follow-up study on clinical and radiological outcomes of polyurethane meniscal scaffolds. Am J Sports Med. 2013;41(1):64–72.

61. Kelly BT, Robertson W, Potter HG, Deng XH, Turner AS, Lyman S, et al. Hydrogel meniscal replacement in the sheep knee: preliminary evaluation of chondroprotective effects. Am J Sports Med. 2007;35(1):43–52.

62. Zur G, Linder-Ganz E, Elsner JJ, Shani J, Brenner O, Agar G, et al. Chondroprotective effects of a polycarbonate-urethane meniscal implant: histopathological results in a sheep model. Knee Surg Sports Traumatol Arthrosc. 2011;19(2):255–63.

63. Balint E, Gatt Jr CJ, Dunn MG. Design and mechanical evaluation of a novel fiber-reinforced scaffold for meniscus replacement. J Biomed Mater Res A. 2012;100(1):195–202.

64. Barnes CP, Sell SA, Boland ED, Simpson DG, Bowlin GL. Nanofiber technology: designing the next generation of tissue engineering scaffolds. Adv Drug Deliv Rev. 2007;59(14):1413–33.

65. Li D, Xia YN. Electrospinning of nanofibers: reinventing the wheel? Adv Mater. 2004;16(14):1151–70.

66. Li WJ, Mauck RL, Tuan RS. Electrospun nanofibrous scaffolds: production, characterization, and applications for tissue engineering and drug delivery. J Biomed Nanotechnol. 2005;1(3):259–75.

67. Mauck RL, Baker BM, Nerurkar NL, Burdick JA, Li WJ, Tuan RS, et al. Engineering on the straight and narrow: the mechanics of nanofibrous assemblies for fiber-reinforced tissue regeneration. Tissue Eng Part B Rev. 2009;15(2):171–93.

68. Pham QP, Sharma U, Mikos AG. Electrospinning of polymeric nanofibers for tissue engineering applica-

tions: a review. Tissue Eng. 2006;12(5):1197–211.

69. Stella JA, D'Amore A, Wagner WR, Sacks MS. On the biomechanical function of scaffolds for engineering load-bearing soft tissues. Acta Biomater. 2010;6(7): 2365–81.

70. Baker BM, Mauck RL. The effect of nanofiber alignment on the maturation of engineered meniscus constructs. Biomaterials. 2007;28(11):1967–77.

71. Li WJ, Mauck RL, Cooper JA, Yuan X, Tuan RS. Engineering controllable anisotropy in electrospun biodegradable nanofibrous scaffolds for musculoskeletal tissue engineering. J Biomech. 2007;40(8):1686–93.

72. Fisher MB, Henning EA, Soegaard N, Esterhai JL, Mauck RL. Organized nanofibrous scaffolds that mimic the macroscopic and microscopic architecture of the knee meniscus. Acta Biomater. 2013;9(1): 4496–504.

73. Arnoczky SP, Warren RF, Spivak JM. Meniscal repair using an exogenous fibrin clot. An experimental study in dogs. J Bone Joint Surg Am. 1988;70(8):1209–17.

74. Hashimoto J, Kurosaka M, Yoshiya S, Hirohata K. Meniscal repair using fibrin sealant and endothelial cell growth factor. An experimental study in dogs. Am J Sports Med. 1992;20(5):537–41.

75. Cook JL, Tomlinson JL, Kreeger JM, Cook CR. Induction of meniscal regeneration in dogs using a novel biomaterial. Am J Sports Med. 1999;27(5): 658–65.

76. Kon E, Filardo G, Tschon M, Fini M, Giavaresi G, Marchesini Reggiani L, et al. Tissue engineering for total meniscal substitution: animal study in sheep model—results at 12 months. Tissue Eng Part A. 2012;18(15–16):1573–82.

77. Martinek V, Ueblacker P, Braun K, Nitschke S, Mannhardt R, Specht K, et al. Second generation of meniscus transplantation: in-vivo study with tissue engineered meniscus replacement. Arch Orthop Trauma Surg. 2006;126(4):228–34.

78. Ibarra C, Jannetta C, Vacanti CA, Cao Y, Kim TH, Upton J, et al. Tissue engineered meniscus: a potential new alternative to allogeneic meniscus transplantation. Transplant Proc. 1997;29(1–2):986–8.

79. Hoben GM, Hu JC, James RA, Athanasiou KA. Self-assembly of fibrochondrocytes and chondrocytes for tissue engineering of the knee meniscus. Tissue Eng. 2007;13(5):939–46.

80. Huey DJ, Athanasiou KA. Maturational growth of self-assembled, functional menisci as a result of TGF-beta1 and enzymatic chondroitinase-ABC stimulation. Biomaterials. 2011;32(8):2052–8.

81. Hoenig E, Winkler T, Mielke G, Paetzold H, Schuettler D, Goepfert C, et al. High amplitude direct compressive strain enhances mechanical properties of scaffold-free tissue-engineered cartilage. Tissue Eng Part A. 2011;17(9–10):1401–11.

82. Mueller SM, Shortkroff S, Schneider TO, Breinan HA, Yannas IV, Spector M. Meniscus cells seeded in type I and type II collagen-GAG matrices in vitro. Biomaterials. 1999;20(8):701–9.

83. Chiari C, Koller U, Kapeller B, Dorotka R, Bindreiter U, Nehrer S. Different behavior of meniscal cells in collagen II/I, III and Hyaff-11 scaffolds in vitro. Tissue Eng Part A. 2008;14(8):1295–304.

84. Ballyns JJ, Gleghorn JP, Niebrzydowski V, Rawlinson JJ, Potter HG, Maher SA, et al. Image-guided tissue engineering of anatomically shaped implants via MRI and micro-CT using injection molding. Tissue Eng Part A. 2008;14(7):1195–202.

85. Baker BM, Nathan AS, Huffman GR, Mauck RL. Tissue engineering with meniscus cells derived from surgical debris. Osteoarthritis Cartilage. 2009;17(3): 336–45.

86. Baker BM, Gee AO, Metter RB, Nathan AS, Marklein RA, Burdick JA, et al. The potential to improve cell infiltration in composite fiber-aligned electrospun scaffolds by the selective removal of sacrificial fibers. Biomaterials. 2008;29(15):2348–58.

87. Ionescu LC, Lee GC, Garcia GH, Zachry TL, Shah RP, Sennett BJ, et al. Maturation state-dependent alterations in meniscus integration: implications for scaffold design and tissue engineering. Tissue Eng Part A. 2011;17(1–2):193–204.

88. Ionescu LC, Lee GC, Huang KL, Mauck RL. Growth factor supplementation improves native and engineered meniscus repair in vitro. Acta Biomater. 2012;8(10):3687–94.

89. Fairbank TJ. Knee joint changes after meniscectomy. J Bone Joint Surg Br. 1948;30B(4):664–70.

90. Petty CA, Lubowitz JH. Does arthroscopic partial meniscectomy result in knee osteoarthritis? A systematic review with a minimum of 8 years' follow-up. Arthroscopy. 2011;27(3):419–24.

91. Zaffagnini S, Marcheggiani Muccioli GM, Bulgheroni P, Bulgheroni E, Grassi A, Bonanzinga T, et al. Arthroscopic collagen meniscus implantation for partial lateral meniscal defects: a 2-year minimum follow-up study. Am J Sports Med. 2012;40(10): 2281–8.

92. Stone KR, Steadman JR, Rodkey WG, Li ST. Regeneration of meniscal cartilage with use of a collagen scaffold. Analysis of preliminary data. J Bone Joint Surg Am. 1997;79(12):1770–7.

第七章 半月板修复技术

引言

半月板对膝关节的生物力学和功能至关重要。介于股骨髁和胫骨平台之间，这一对纤维软骨组织起着传导负荷、缓冲减震、本体感觉和稳定的作用[1-5]。过去，半月板撕裂后需要切除全部或局部半月板。很多研究发现这会造成软骨退变或是可预料的骨关节炎[3]。对半月板重要性的认识推动了保留半月板观念的形成。其实，修复半月板这个概念并不陌生，早在 1885 年，Annandale 就描述了这一概念[6]。在那之后，关于手术治疗半月板撕裂的文献数量直线增长。随着关节镜和手术方法以及器械的进步，在过去 30 年，半月板修复手术的数量出现爆发式增长。随着治疗方法和技术的不断进步，半月板修复的适应证也不断增加。本章的目的是对半月板修复进行全面的叙述，包括半月板修复的适应证、半月板修复技术的发展历程，以及不同手术技术修复半月板的细节。

半月板修复的适应证

评估膝关节疼痛的患者应该从全面的病史和体格检查开始。半月板撕裂确诊以后，手术与否取决于几个因素。手术治疗的指征包括：①症状影响日常生活；②关节间隙疼痛，关节活动度受限或活动时疼痛；③膝关节在激惹性检查中出现机械性症状，包括绞锁，触及关节内结构移动，或出现弹响声；

④非手术治疗未能缓解症状[7]。

当确定进行手术后，下一步则是在决定应该实施半月板切除术或修复术。不同的手术医生有不同的半月板修复指征，这将会在后面的章节具体阐明。然而，一个基本原则是：对年轻、活动量较大的患者，应该竭尽全力保留半月板。除了患者的年龄和活动水平外，半月板的修复还取决于一些内在因素。这些包括：半月板撕裂的病因、位置，损伤部位的血供，受损时间，损伤类型和伴发的损伤[8-12]。充分考虑这些因素，才能更好地掌握半月板修复的指征。

半月板修复的体位、关节镜检查和半月板准备

半月板的修复从关节镜检查开始。尽管影像学技术发展迅速，但半月板撕裂和关节内环境的可直视化能帮助医生熟悉患者半月板病理的细微差别。

在前一章节中提到，患者在手术台的体位是仰卧位，将止血带放在大腿近端，但在这种情况下一般不对止血带进行充气。这对鉴定半月板撕裂处的血管供应格外重要。可以使用下肢固定器来固定膝关节以上的肢体。这样可以使术者从多角度进入关节，包括内侧、外侧和后方，以及更佳的杠杆作用。一些手术医生可能喜欢只用一个大腿外侧柱，这使得在外翻应力和"4"字体位下更容易进入内侧和外侧间室。在做好准备工作后，画出手术入路的位置，并且切开前内

侧和前外侧切口。一般使用 4 mm 30° 的关节镜。有时也会使用 2.9 mm 的关节镜，因为其更为小巧，所以能更好地看到后部。

虽然大多数的半月板撕裂都可以在前外侧入路内看到，但是有时使用前内侧入路能够更好地看到外侧半月板的前部。而且，当膝关节内侧间室非常紧张的时候，可以用针刺的方法对内侧副韧带（medial collateral ligament, MCL）进行松解。松解 MCL 可以使用穿刺针对韧带止点进行由外向内的松解，或是使用关节镜下热消融的方法。

关节镜下诊断后就该将注意力放在半月板撕裂处。将一个小的探针放入关节内可以帮助更好地看清撕裂的构造。在垂直撕裂中，可以用探针的末端放入撕裂的地方来探查撕裂的程度。同样，将探针放在半月板的上、下表面可以更好地看清横向撕裂。

修复半月板撕裂的准备工作和修复骨折不愈合的准备工作相似。首先要评估血供情况，接着修复撕裂的部分，并牢固固定。任何一步没有做好都会影响手术的成功。可以用一个刨削器（没有抽吸装置）或是一个小的锉刀来清理撕裂的边缘。清理这些边缘不仅可以提供更好的视野，也可以加速修复过程[13]。

半月板的固定

半月板修复的技术依赖于半月板缝线或是固定器的使用。无论使用哪种方法都要考虑以下几个基本的原则。将撕裂的地方进行垂直固定。这样不仅可以将撕裂复位，也可以对撕裂部位施加最大的压力。固定的稳定性也取决于缝线的结构。推荐垂直褥式缝合方法，研究表明这种方法比水平褥式缝合在生物机械学方面更优越[14]。固定点之间的距离最好为 5~8 mm，不过这还是要取决于撕裂部位的长度和稳定性。在缝合固定之后，

膝关节应该全范围地屈曲和伸直。对缝合固定的地方施加压力可使手术医生更好地确定其稳定性。如果出现任何移位就需要进一步的固定或是考虑其他固定方法。

半月板修复的技术已经有很大的发展和进步。早期的修复手术为开放式，在关节囊外对撕裂处的边缘进行缝合。因为这种方法的术后高复发率和极差的手术视野，在临床上已经不被使用了。其后，骨科医生见证了半月板修复技术的飞速发展。最常用的方法可以被归为 3 类，每一类都有各自的优点和缺点。这些方法包括：①由内向外修复技术，②由外向内修复技术，③全内修复技术。选择使用哪种技术最终取决于撕裂的位置、大小、损伤类型和手术医生的个人喜好。

由内向外修复技术

由内向外修复技术 (inside-out repair) 是最早被使用的半月板修复技术。在 1986 年由 Scott 等提出 [7, 15]。这个方法是在关节镜下使用套管在关节囊内由内向外对半月板进行缝合，穿过半月板撕裂处，通过对侧解剖部位穿出。这些切口中使用的牵开器，例如无菌勺、牵开器或是小的妇科反射镜对保护神经血管组织非常适用。由内向外修复技术最适合中间或偏后的撕裂，并可以对撕裂进行精确的复位和修复。由内向外修复术曾经是大多数半月板撕裂最好的修复术，直至今日它还是很多骨科医生首选的方法，尤其是在负担不起半月板固定器额外费用的地方。这种方法尤其适合桶柄样撕裂。

修复内侧半月板撕裂需要后内侧的对侧切口（图 7.1a）。这种方法可能会损伤到隐神经，其是股神经一个重要的皮支。隐神经有缝匠肌分支和髌下支两个分支，它们负责前侧和内侧膝关节的感觉。隐神经在膝关节

的位置会随着膝关节的屈曲和伸直而改变。当膝关节屈曲时，隐神经在关节后内侧角的后面；当关节伸直时，隐神经则在前面。透射照明法可以避免损伤神经。将手术室的灯光调暗，用关节镜照亮关节内侧间室。出现的直线阴影代表隐静脉，紧靠这条线的后面就是隐神经。显露后内侧要从膝关节屈曲45°时确定关节线开始。内侧副韧带浅层的后缘可以用来作为切口的标志。沿着胫骨后内侧缘，内侧副韧带的后方，切开一个4～5 cm长的纵切口，关节线上1/3，关节线下2/3。浅层解剖先是从皮下组织开始，再往下切到缝匠肌筋膜。以4 cm的垂直切口切开缝匠肌筋膜，在内侧副韧带浅层的平行后方位置。用指尖来确定由鹅足肌腱前缘和内侧副韧带浅层后缘组成间隙的轮廓。用腘肌腱拉钩将缝匠肌、股薄肌和半腱肌向后拉回。显露出的是腓肠肌的内侧头，拨开后看到关节囊组织，彻底显露出后内侧关节囊。

对于外侧半月板修复来说，在制造后外侧对侧切口时可能会伤到腓浅神经（图7.1b）。这个方法首先要触摸检查关节线和外侧副韧带。在与外侧副韧带（lateral collateral ligament，LCL）平行后方开一个4～5 cm的垂直切口。1/3的切口应该在关

节线的近端，剩下2/3的切口应该在关节线的远端。向下切到髂胫束的筋膜。在找到嵌入腓骨头上股二头肌的前缘后可以触摸到腓骨头。最重要的是确定二头肌腱的位置，因为腓浅神经一般在其后面。在确定股二头肌和髂胫束后，继续在髂胫束和二头肌腱间隙内后外侧关节线的地方继续向下切。将一个拉钩放在这个间隙内，向后拉二头肌并保护腓浅神经。这时可以看到外侧副韧带和腓肠肌外侧头，腓肠肌和关节囊中间有一个间隙。用手术刀将位于腓肠肌肌腱外侧的薄薄一层筋膜切开。将手指放入切口，并轻轻地将腓肠肌与外侧关节囊钝性分离。在这个间隙内放入拉钩，将腓肠肌外侧头、股二头肌和腓浅神经向后拉，露出关节囊的后外侧。

做好对侧切口之后，缝线可以用很多种不同的构型通过对侧入路进入膝关节（图7.2）。单套管可以用来送入缝线并且用于复位撕裂。在关节内使用套管要格外注意，因为尖锐的针尖可以刺伤关节软骨。不可吸收2.0缝线，如较受欢迎的 Tevdek（Deknatel, Mansfield, MA）或 Ticron（Covidien, Mansfield, MA），也可以使用新型超高强度缝线如 OrthoCord（Depuy Mitek, Raynham, MA）和 FiberWire（Arthrex, Naples, FL）。

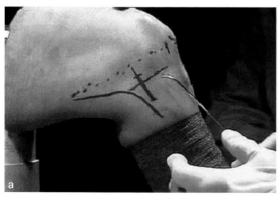 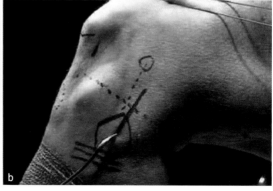

图7.1 由内向外修复：（a）内侧对侧切口与膝关节关节线垂直，在 MCL 后面，隐神经前面；（b）后外侧对侧切口与关节线垂直，在 LCL 后面（Reprinted from Johnson D, Weiss B: Meniscal repair using the inside-out suture technique. Sports Med Arthrosc. 2012 Jun; 20(2): 68-76, with permission from Wolters Kluwer Health）

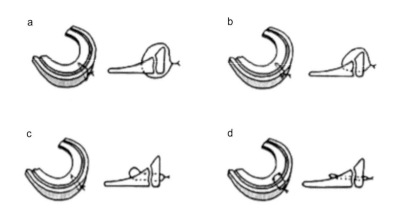

图 7.2   不同的半月板缝合样式：(a~c) 垂直褥式缝合；(d) 水平褥式缝合（ Modified from Farng E, Sherman O: Meniscal repair devices: A clinical and biomechanical literature review. Arthroscopy. 2004 Mar;20(3):273-8, with permission from Elsevier ）

由外向内修复技术

由外向内修复技术 (outside-in repair) 的由来是为了减小神经血管损伤的可能性。在由内向外修复中，神经血管的损伤并不少见 [7]。这种修复方法最先在 1985 年由 Warren 等提出。这个方法是缝线在关节镜下通过套管针导入膝关节 [16, 17]。最后用第二针收回缝线，并通过一个小的对口切开在关节囊外进行最后的固定。这个方法最适合修复前内角撕裂和前 1/3 的撕裂。这个方法的优点是简单，微创，并且较为便宜 [18, 19]。

由外向内修复的方法有很多变种，不过所有修复的方法都需要 18 号针、缝线和关节镜抓握器 [20]（图 7.3）。简单的 "Mulberry 结"可以用可吸收的缝线，不过作者更偏爱垂直褥式缝合。一个小针从表皮穿过并扎

在横过撕裂处的关节线。如果满意这个位置，做一个小的、类似入路的切口，首先使用 15 号刀片切开皮肤，并用电刀一直开到关节囊。先将长为 40 cm 的缝线（编织或是单丝）放入一个 18 号针管，要确保有大概 10 cm 的缝线穿过针头。在从对侧入路观察撕裂的时候，针通过新的入路从表皮进入关节。针应该穿过撕裂的内缘和外缘，最终从内侧缘的上面离开。探针可以用来在插针的时候帮助复位撕裂，并避免内缘被针推走。在针穿过之后，用一个抓握器抓住半月板内缘缝线形成的那个圈。然后将针从关节移出，抽出剩下的缝线，注意不要将形成的缝线圈从关节拉出。从同一个入路再次放入一个 18 号针，不过这次只刺穿半月板外缘，然后从半月板上表面离开。针应该刺穿半月板后做垂直褥式缝合和斜褥式缝合。另一个缝线穿过针进入关节。将一个抓握器放入同侧的入路并且穿过第一根缝线形成的圈去抓

图 7.3 (a) 带有缝线的 18 号针头，确保缝线超过针尖 10cm；(b) 针头穿过撕裂处，跨过内外侧缘；(c) 针头小心回拉；(d) 制作成一个关节内缝线套环；(e) 经外侧半月板边缘另外穿进一根缝线，穿过之前的缝线套环；(f) 止血钳从关节方向推缝线套环；(g) 缝线套环完全回拉；(h) 完成一次垂直褥式缝合

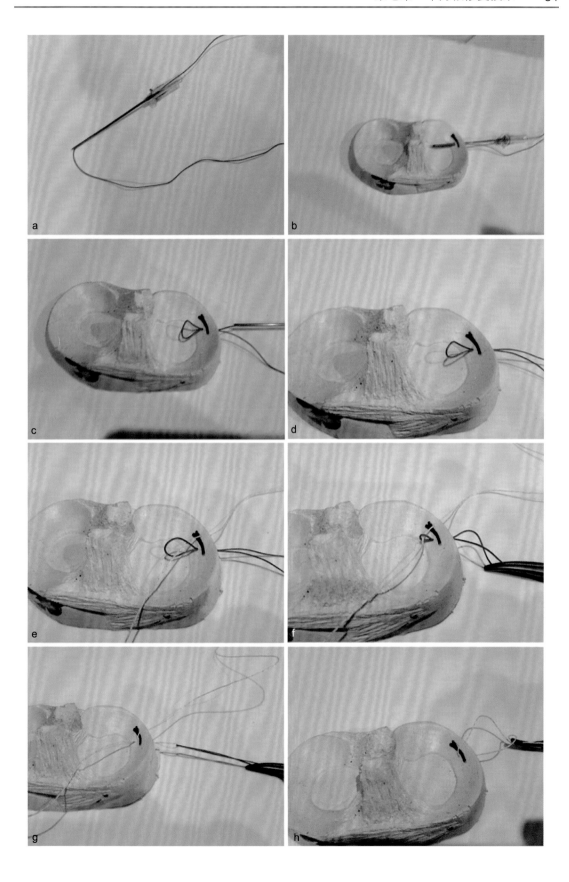

住第二根线圈。最后将针取出，并把缝线从同侧入路拉出。将第一根缝线从关节拉出，这样就与第二根缝线形成了垂直褥式缝合。最后在关节镜下将缝线打结，以确保结上有足够的力度。

商用的器械，比如 Meniscus Mender Ⅱ（Smith and Nephew Endoscopy, Andover, MA）已经被用于由外向内修复技术。在由外向内缝合技术中使用小的对口切开能够减小伤害神经血管组织的可能性。腓浅神经在膝关节的外侧，隐神经在膝关节的内侧。由外向内修复技术已经被证明非常适用于半月板前部撕裂，然而并不太适用于半月板后角撕裂。

全内修复技术

全内修复技术 (all-inside repair) 又被称为"全关节镜"技术，最早是由 Morgan 等在 1991 年提出[21]。在 Morgan 等的研究中，他们用后关节镜辅助入路和缝线钩使可吸收的缝线穿过半月板后角撕裂。在此之后的全内修复技术中，半月板固定器的使用使关节镜后入路不再需要。骨科学界见证了全内修复技术的飞速发展。全关节镜半月板固定器简单好用，减少手术时间并且降低伤害神经血管组织的可能性，极大地改变了半月板修复手术。而且新一代固定器的拉离强度可以和由内向外修复技术相比[22-25]。

固定器的发展起源于早期使用第一代缝线钩所产生的问题。很多骨科医生认为手术器械过于笨重，手术方法对技术的要求非常高[26]。另外，器械进入膝关节必须通过辅助入路和后入路，增加了损伤到神经血管的可能性。所以，第二代器械依赖于"缝合锚钉"的使用。"缝合锚钉"穿过撕裂部分并且沿着半月板外边缘固定。T-fix（Smith & Nephew）就是这样的一个器械，

它有一个 3 mm 的聚乙烯棒，中点连着一根 2.0 编织缝线。用一个脊椎穿刺针将 T-fix 穿过半月板撕裂处并送达到半月板的另一个表面。将另一个锚钉放入在第一个锚钉的旁边，用一个推结器将两个缝线在关节镜下打结。这是第一个不需要任何辅助入路的全内缝合方法。虽然 T-Fix 的效果良好，但是在压力方面要进一步加强的需要推动了下一代固定器的研发[26]。

第三代的器械依赖于使用"压缩型"的设计。在第三代全内技术中常见的器械包括箭、螺钉、镖和 U 形钉（图 7.4）。这些可以生物降解的固定器被推进去或拧进去将半月板内边缘与外边缘进行固定。因为其简单好用，这种固定器最早非常受欢迎，然而之后的试用发现这种技术会产生并发症。植入物经常会太坚硬，同时植入物有时会造成股骨髁"凹槽"并损伤软骨。另外植入物产生炎性反应的例子也被报道过，以致这种植入物不再受欢迎。虽然这些器械会被再吸收，但是吸收的速度非常缓慢，增加了关节损伤的风险[27, 28]。

通过对第三代器械的改进，研发了第四代，也是最新一代的全内半月板修复植入物。这种缝线植入物使用双锚钉连接预先系好的、滑动的自锁打结装置，允许对撕裂处施加不同程度的拉力。这种技术完全是在关节镜下进行，不需要任何辅助入路或是植入位点。最先进入市场的两种植入物分别为 FasT-Fix（Smith and Nephew）和 RapidLoc（Depuy Mitek, Raynham, MA）。

目前有好几款第四代全内植入物。最经常使用的是 FAST-FIX 360（Smith & Nephew）（图 7.5a）。这个植入物有两个 5 mm 的聚合物锚钉连接着一个预先系好的 2.0 不可吸收聚乙烯缝线。将一个放有植入物的针用一个开槽套管送入关节内。在进入膝关节的时候，针弯曲的一端应该指向套管以避免因为疏忽而对股骨表面造成损伤。将针小心翼翼

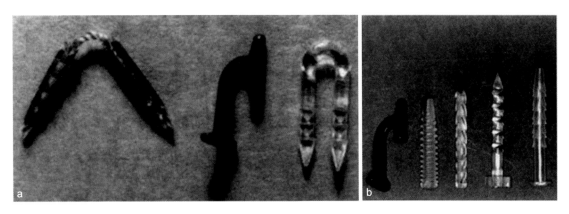

图 7.4　全内修复技术。第三代固定器械:(a)(从左到右) SD U 形钉，半月板修复系统，Biomet U 形钉；(b) Clearfix 螺钉，Arthrex 镖，Bionx 半月板箭，Linvatec Biostinger 可吸收半月板修补装置(Modified from Farng E, Sherman O: Meniscal repair devices: A clinical and biomechanical literature review. Arthroscopy. 2004 Mar; 20(3):273-8, with permission from Elsevier)

地放置于半月板外缘的上表面，第一个锚钉跨过半月板，然后将导针抽出，留下第一个锚钉在半月板关节囊结合部的外围作为"支撑物"。第二个锚钉用同样的方法横过内缘。可以用一个拉紧缝合切割的器械来帮助撕裂处复位。当获得了充分的复位之后，这个结就可以被剪开了。同时被使用的还有其他运用双锚钉植入物技术的系统。Depuy Mitek用最新的 OmniSpan 系统取代了 RapidLoc 植入物。OmniSPan 系统有 2 个聚醚醚酮（ PEEK ）支撑物连接着一个预先系好的 2-0 OrthoCord 缝 线（ 图 7.5b ）。 在 FAST-FIX 360 系统中，放置锚钉和拉紧缝线都是通过一个插入器和扳机型拉线夹手柄。第四代修复系统的成功取决于其方便使用，可减少软骨损伤，并且能适用于不同部位的半月板损伤。检测其长期效果的研究显示结果不错，其拉离强度能与由内向外垂直褥式修复方法的拉离强度相媲美[25]。

最近全内缝线固定器，例如 MaxFire（ Biomet, Warsaw, Indiana ）已经问世（图 7.6 ）。MaxFire 与 FAST-FIX 360 和 OmniSpan 相似，固定依靠一个双锚钉缝线系统。不过，

缝线线圈取代了聚合物锚钉作为支撑物。CrossFix Ⅱ（ Cayenne Medical, Scottsdale, AZ ）是最先进的全内缝线植入物，它使用瞬时褥式缝合来代替锚钉做固定。这个系统使用的针互相间隔为 3 mm，同时插进穿过半月板内、外缘。当针尖越过半月板关节囊结合处时，一个装有 0 号聚乙烯缝线的纵行针脱离导入针，并自动被旁边的针拾起。将导入针抽出膝关节，在关节囊边缘留下一个 3 mm 的缝线和一个之前系好的 Westin 活结在半月板表面。

虽然第四代植入物取得了前期的成功，但是必须要认识到它使用时的几个预防措施和局限性。在插入的时候一定要小心，如果穿过关节囊太深可能会损伤到神经血管组织。应该使用深度计，并且在放入器械前调整要进入的深度。其他局限性取决于价格和手术医生的个人偏好。虽然适合很多类型的半月板撕裂，这些固定器通常需要完整的周缘以供置入固定锚钉，也不能用于半月板关节囊结合处分离。同样的，半月板前内角撕裂比较难处理，所以可能需要使用其他的方法。

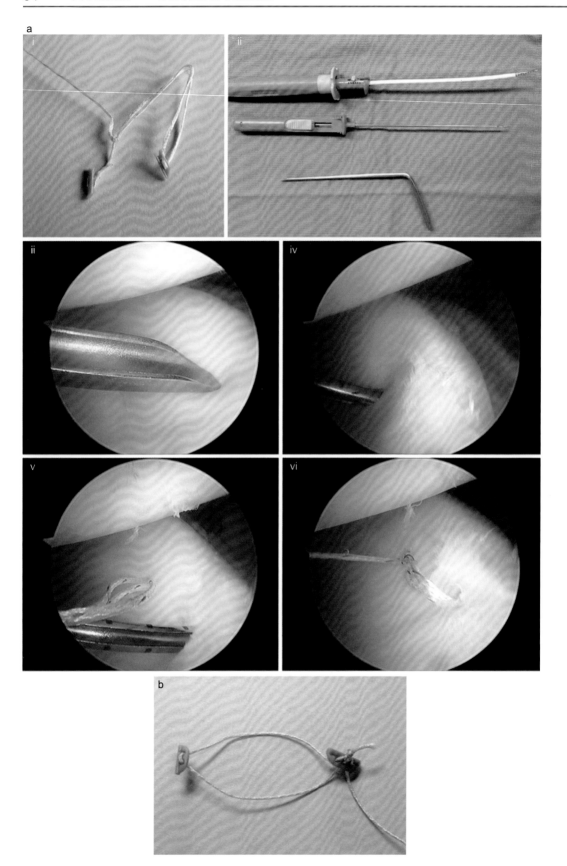

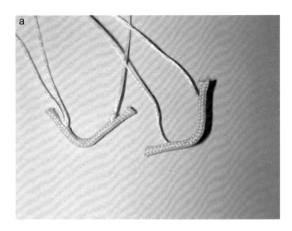

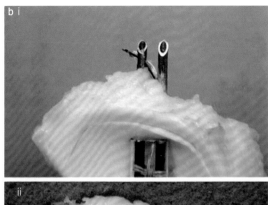

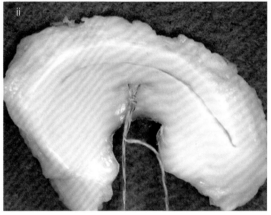

图 7.6　全内修复，第四代全缝合固定器：（a）MaxFire (Biomet)，（b）CrossFix Ⅱ (Cayenne Medical)(i) 穿针工具，（ii）撕裂复位和固定（Reprinted from Barber FA, Herbert MA, Schroeder A, et al: Biomechanical testing of new meniscal repair techniques containing ultra high-molecular weight polyethylene suture. Arthroscopy 25:959–967, 2009 with permission from Elsevier）

总结

　　在过去几十年间，多个关于半月板损伤或缺失造成长期后果的研究使我们意识到了半月板对于膝关节完整性和功能的重要意义。考虑膝关节撕裂的治疗方法时应该考虑几个因素。同样的，当医生考虑是否对患者进行修复时，应该考虑患者病因等多个方面以决定修复的方法。虽然半月

图 7.5　全内缝合技术，第四代逆向固定器:（a）FAST-FIX 360 (Smith & Nephew)（ⅰ）缝线，（ⅱ）缝合器械，（ⅲ）开槽套管插入关节帮助引导缝针通过，（ⅳ）带线的缝针穿过撕裂点并回拉，（ⅴ）针头回撤重新在另一个撕裂点进行缝合，（ⅵ）取出关节内的针头并拉紧，减少半月板撕裂。（b）OmniSpan (Depuy Mitek)(a(i), b reprinted from Barber FA, Herbert MA, Bava ED, Drew OR: Biomechanical testing of suturebased meniscal repair devices containing ultrahigh-molecular weight polyethylene suture: update 2011. Arthroscopy. 2012 June; 28 (6):827–34, with permission from Elsevier)

板修复的概念早在 19 世纪就已经存在，但在最近的 30 年间我们才目睹了这一修复技术突飞猛进的发展。半月板修复的指征虽然是确定的，但是却在不断地演变。多个研究表明了这些技术的成功。然而，半月板修复的方法和移植物还在不断被改良，依然还有很多疑问急需解答。我们需要更多的长期研究来评估最新技术的长期成功率和更多前瞻性研究来确定术后康复的步骤。半月板修复的前景良好。凭借着在生物制剂、组织工程、细胞技术以及工具方面的进步和改良，半月板手术会不断地发展成熟。

（原著：Christos D. Photopoulos, Peter R. Kurzweil ）

参考文献

1. Bland-Sutton J. Ligaments: their nature and morphology. 2nd ed. London; 1897.
2. Greis PE, Bardana DD, Holmstrom MC, Burks RT. Meniscal injury: 1. Basic science and evaluation. J Am Acad Orthop Surg. 2002;10(3):168–76.
3. McDermott ID, Amis AA. The consequences of meniscectomy. J Bone Joint Surg Br Vol. 2006;88(12): 1549–56.
4. Walker PS, Erkman MJ. The role of the menisci in force transmission across the knee. Clin Orthop Related Res. 1975;109:184–92.
5. Levy IM, Torzilli PA, Gould JUD, et al. The effect of medial meniscectomy on anterior-posterior motion of the knee. J Bone Joint Surg Am. 1982;64:883–8.
6. Annandale T. An operation for displaced semilunar cartilage. Br Med J. 1885;1(1268):779.
7. Delee J, Drez D, Miller M. DeLee & Drez's orthopaedic sports medicine: principles and practice. 3rd ed. Philadelphia, PA: Elsevier; 2010.
8. Scott WN, editor. Surgery of the knee. 4th ed. Philadelphia, PA: Elsevier; 2006. p. 481–90.
9. Rispoli DM, Miller MD. Options in meniscal repair. Clin Sports Med. 1999;18(1):77–91.
10. Cannon WD, Vittori JM. The incidence of healing in arthroscopic meniscal repairs in anterior cruciate ligament-reconstructed knees versus stable knees. Am J Sports Med. 1992;20(2):176–81.
11. Noyes FR, Barber-Westin SD. Arthroscopic repair of meniscus tears extending into the avascular zone with or without anterior cruciate ligament reconstruction in patients 40 years of age and older. Arthroscopy. 2000; 16(8):822–9.
12. DeHaven KE. Decision-making factors in the treatment of meniscal lesions. Clin Orthop Relat Res. 1990;252:49–54.
13. Ritchie JR, Miller MD, Bents RT, Smith DK. Meniscal repair in the goat model. The use of healing adjuncts and the role of magnetic resonance arthrography in repair evaluation. Am J Sports Med. 1998;26(2): 278–84.
14. Post WR, Akers SR, Kish V. Load to failure of common meniscal repair techniques: effects of suture technique and material. Arthroscopy. 1997;13(6): 731–6.
15. Scott GA, Jolly BL, Henning CE. Combined posterior incision and arthroscopic intra-articular repair of the meniscus: an examination of factors affecting healing. J Bone Joint Surg Am. 1986;68:847–61.
16. Warren RF. Arthroscopic meniscus repair. Arthroscopy. 1985;1:170–2.
17. Rodeo SA, Warren RF. Meniscal repair using the outside-to-inside technique. Clin Sports Med. 1996; 15:469–81.
18. Rodeo SA. Arthroscopic meniscal repair with use of the outside-in technique. Instr Course Lect. 2000;49:195–206.
19. van Trommel MF, Simonian PT, Potter HG, et al. Different regional healing rates with the outside-in technique for meniscal repair. Am J Sports Med. 1998;26:446–52.
20. Laupattarakasem W, Sumanont S, Kesprayura S, Kasemkijwattana C. Arthroscopic outside-in meniscal repair through a needle hole. Arthroscopy. 2004;20(6):654–7.
21. Morgan CD. The "all-inside" meniscus repair. Arthroscopy. 1991;7(1):120–5.
22. Kocabey Y, Chang HC, Brand JC, et al. A biomechanical comparison of the FasT-Fix meniscal repair suture system and the RapidLoc device in cadaver meniscus. Arthroscopy. 2006;22:406–13.
23. Mehta VM, Terry MA. Cyclic testing of 3 all inside meniscal repair devices. Am J Sports Med. 2009; 37(12):2435–9.
24. Barber FA, Herbert MA, Schroeder A, et al. Biomechanical testing of new meniscal repair techniques containing ultra high-molecular weight polyethylene suture. Arthroscopy. 2009;25:959–67.
25. Barber FA, Herbert MA, Bava ED, Drew OR. Biomechanical testing of suture-based meniscal repair devices containing ultrahigh-molecular weight polyethylene suture: update 2011. Arthroscopy. 2012 June;28(6):827–34.
26. Turman KA, Diduch DR, Miller MD. All-inside meniscal repair. Sports Health. 2009;1(5):438–44.
27. Kurzweil PR, Tifford CD, Ignacio EM. Unsatisfactory clinical results of meniscal repair using the meniscus arrow. Arthroscopy. 2005;21(8):905–7.
28. Lee GP, Diduch D. Deteriorating outcomes after meniscal repair using the meniscal arrow in knees undergoing concurrent anterior cruciate ligament reconstruction: increased failure rate with long-term follow-up. Am J Sports Med. 2005;33:1138–41.

第八章　半月板后角根部撕裂

引言

半月板对于膝关节生物力学和功能的重要性早已经被认识到，最近更多注意力开始被放在半月板后角的作用。半月板后根撕裂（meniscal posterior root tears, MPRT）已经越来越被重视。

膝关节半月板是新月形的由胶原蛋白组成的纤维软骨。半月板连着胫骨平台的前面和后面。半月板后角的面积比前角大；然而后角却有比前角更小的止点表面积[1]。半月板的前后止点、冠状韧带和半月板的环形纤维都起到了固定半月板的作用[2]。这样稳固的固定使得半月板可以分散轴向荷载，将压力向辐射方向分散（环形应力）。半月板内侧损伤最常见的位置是在后角[3]。半月板放射状撕裂非常常见，患病率大概占所有半月板撕裂的10%，并且常见于亚洲患者[4, 5]。后角固定的缺失会使半月板被挤出，最终变得没有功能。环形应力的缺失会使剩余的半月板无法为胫股关节分散压力[6]。Marzo发现半月板后根的撕脱会增加胫股关节接触面压力，减小胫股关节接触面积[7]。在Hein等的尸体实验中发现，内侧半月板的撕脱会造成内侧平均移位3.28 mm，而对照的正常内侧半月板只有1.60 mm的移位（$p < 0.001$）[8]。这个实验还发现在撕脱的状态下，半月板内侧后根与内侧半月板之间的间隙明显增加。另一个由Allaire等开展的尸体研究表明，在半月板内侧后根撕裂后，接触应力的峰值增加25%。在半月板后根修复后，接触压力

回归到正常范围[6]。半月板根部撕裂也会加速关节磨损和关节间隙变窄的出现[9]。

损伤的机制

半月板根部撕裂既可以被看做外伤也可以被看做退变的过程。MMPRT的风险因素包括高体重指数（BMI）、年龄、内翻和女性[10-12]。突然的扭动或是深蹲就足以撕脱半月板后角。深蹲常和股骨后旋联系在一起。半月板后角可以防止过度的后旋，帮助髁留在胫股间室内。突然施力，比如在用力深蹲下，会对后角的固定处施加剪切应力，使其从骨止点撕裂。

随着年龄的增长，半月板会出现磨损造成的撕裂。这种情况下不会出现完全的半月板后角骨撕脱，而是会出现半月板止点放射状撕裂。但是其对半月板功能的影响和完全撕脱一样，都是会造成环形应力的缺失。

后角功能不全也与骨关节炎有关。关节炎的表现是退化的结果还是退化的原因是一个有争议的问题。因为半月板内侧后角承受着内侧间室的主要压力，磨损的机制很有可能会增加撕裂的程度[13]。无论如何，在轻度和中度半月板退变中，认识并治疗半月板后角功能不足都会大幅缓解患者的病情。

临床表现

根部撕脱的患者通常会有关节线位置的

疼痛。患者可能会描述一个扭伤的病史。膝关节高度屈曲通常会引起疼痛。可能会伴随着机械性症状包括绞锁，感觉膝关节内有东西或是弹响声。之前讨论过，根部撕裂可以是退变的一部分。不过无法知道到底是根部撕裂造成了退变还是退变造成了根部撕裂。如果退变不是很严重，应该考虑修复来保护软骨的表面。一般来说，根部撕脱更常见于膝关节的内侧，这是因为半月板内侧承受着更大的压力。然而根部损伤中一类是不完全外侧根部撕裂，其更常见于急性内侧副韧带损伤。这类撕裂可能需要修复也可能不需要修复，这取决于还留下多少面积的根部固定在止点。Shelbourne 等认为外侧半月板后角撕裂并不需要手术来固定[14]。

体格检查

半月板根部损伤的患者通常会有膝关节积液和关节线触痛。深蹲或"鸭步"走时通常会造成关节线疼痛。在 Thessaly 测试中患者扭动一个半屈曲的腿时会有阳性结果。检查还应该注意膝关节退变的程度，因为影像学通常只会显示一半的真实情况。骨赘、关节弹响、屈曲挛缩畸形和腘窝囊肿都是膝关节退变的证据。

影像学检查

站立屈曲 30° 正位片适合评估软骨损伤。MRI 是检测根部损伤的首选方法。需要注意的是 1.5T 超导型磁共振或更高的配置用于需要做对比增强时。

在冠状前后位的图像中显示的半月板突出是半月板根部损伤最典型的发现（图 8.1）。如果半月板突出的部分超过 3 mm，必须要怀疑根部损伤。半月板突出也可能会

出现在退变的情况中，然而根部损伤或撕脱相比于退变会对半月板造成更严重的挤压。

在矢状面磁共振成像中，根部损伤表现为半月板向前移位。当半月板脱离其后角的固定时，它倾向于向前滑，而不是向后移。前移的程度与后角脱离的程度成正比。

轴位图像可能会呈现胫骨和后角的分离。在 T2 图像上，这些"间隙"可能很不明显，但却可以成为根部损伤的佐证。

治疗方法

如果有退变的现象则需要考虑修复半月板根部损伤。Kellgren-Lawrence 诊断标准适用于制订治疗方案。Harner 等表述了一些半月板根部修复的禁忌证：严重的内侧关节间隙变窄和（或）Fairbanks 变化，在股骨髁和胫骨平台的关节软骨中有 3 级或 4 级的软骨退变，或大于 3° 的外翻[15]。一般来说，如果关节间隙变窄小于 50%，作者则倾向于修复。

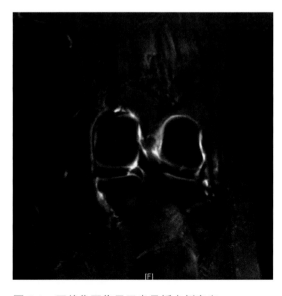

图 8.1　冠状位图像显示半月板内侧突出

在患者和手术医生决定手术之后，医生将会在关节镜下进行诊断。手术医生必须检查撕裂的特征和组织质地（图 8.2）。除此之外，还要检查膝关节的关节软骨。有的时候关节镜检查会发现组织不支持修复，或是骨关节炎的程度比想象得要严重。如果没有以上情况，一个好的修复手术并不会对患者造成任何损害。在检查完撕裂和附近的膝关节结构后，应该清除撕裂部分中任何可能会影响视野或是阻碍固定的半月板瓣（图 8.3）。

在清理撕裂处之后，术者应该审视并决定使用哪种修复方法。可以用一个探针检查撕裂处的组织质量和撕裂程度（图 8.4）。绝大多数的修复都需要将半月板固定到骨骼上。在少数情况下，有足够的剩余半月板后角组织可以使用全内缝合方式的半月板固定器（图 8.5a~e）或是使用"旅行箱标签"（图 8.6a~c）的方法。在多数情况下，组织不能支持缝线固定的方法，而需要将撕脱的部分固定到骨骼上。

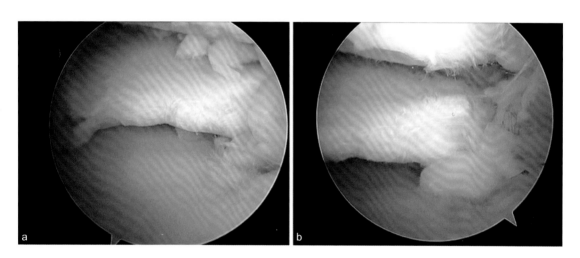

图 8.2　关节镜图像显示半月板内侧后角的根部撕裂

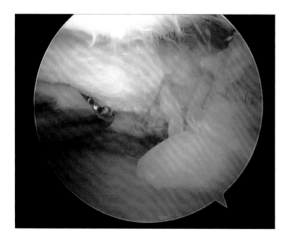

图 8.3　关节镜刨刀用于清除撕裂处磨损边缘

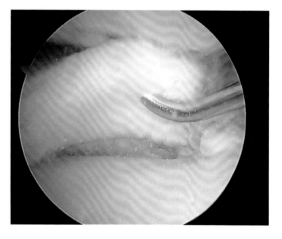

图 8.4　缝线钩用来将缝线穿入后角撕裂的断片

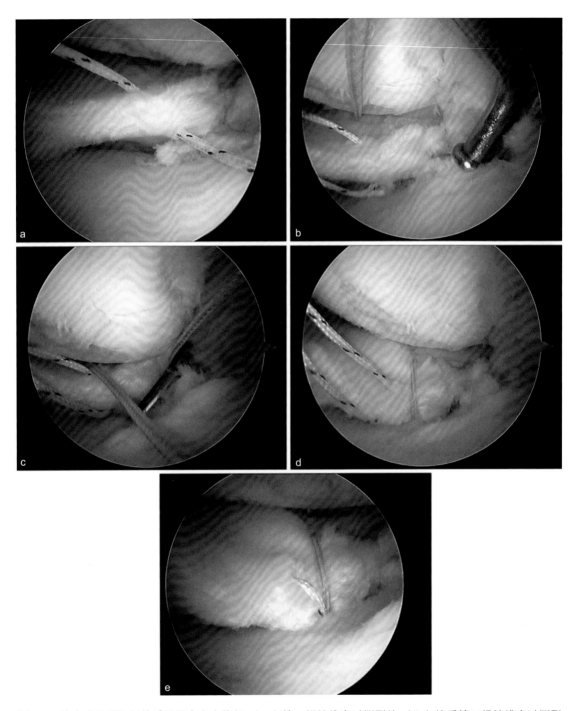

图 8.5   这个半月板组织的质量适合全内修复。(a) 第一根缝线穿过撕裂处 ;(b) 然后第二根缝线穿过撕裂处 ;(c, d) 系好第一根缝线 ;(e)图像展示的是修复好的撕裂处

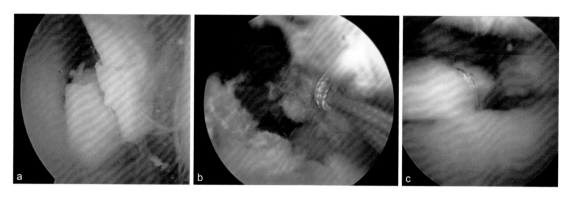

图 8.6 （a）显示半月板根部撕脱；（b）"旅行箱标签"缝合；（c）修复好的半月板撕裂处

骨道技术

小腿固定器用来对膝关节施加外翻应力打开内侧间室。半月板内侧损伤需要制造高外侧入路并使用探针来确定诊断。制造一个低内侧髌周的入路，先是用于探查，再用于观察。将内侧入路做得尽量靠近关节线可以便于进入后角。将第二个用于缝线穿梭的内侧入路做得更靠中间，在关节线上面。

有时为了使手术更容易，需要松解内侧副韧带（MCL）。这可以通过很多方法，一个简单的脊椎穿刺针可以在 MCL 的止点穿孔。最后，尤其是在紧绷的膝关节中，作者推荐对浅层和深部 MCL 进行热消融。

在进行修复的时候，关节镜放入内侧入路，对侧的高外侧入路用于半月板的缝合。作者偏爱 45° 缝合钩带有 PDS 缝线来刺穿半月板。No.1 PDS 是用来穿 No.2 FiberWire（Arthrex, Naples, FL）（图 8.7）。在第一针缝合好后，第二针要垂直于第一针。因为组织的质量可能不佳，所以多次缝合很重要。当缝线的两边都从撕裂的部分来回穿梭之后从辅助内侧入路退出（图 8.8）。

接下来就要制作用于缝线固定的骨道。将钻头放在胫骨的皮肤上，接着从胫骨内侧打开一个到骨膜的切口，确保缝线能够退出。用标准的 3/32 英寸的 Steinmann 钉打通骨道，

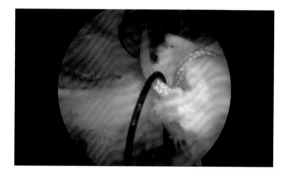

图 8.7 No.1 PDS 用于帮助 FiberWire 穿过撕裂的半月板

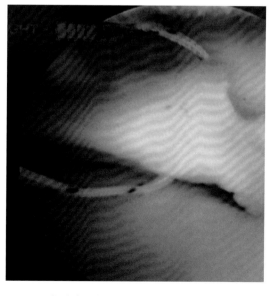

图 8.8 穿过半月板撕裂处的 FiberWire

钻头稳定地放在骨的表面。将 Steinmann 钉的顶部涂上墨水能方便在钉退出之后找到钻出的骨道。将 Hewson 缝线传送器通过钻头送入骨道来取出第一对缝线。

一个类似龙虾爪的工具用来从外侧入路通过 Hewson 缝线传送器，从而从辅助内侧入路取出缝线的两头。退出缝线传送器并将缝线夹住。将类似龙虾爪的工具放在缝线上，这样可以更容易地为再次进入的 Hewson 器械找到骨道。剩下的也使用同样的方法，并且在膝关节接近完全伸直的时候将其系到一个塑料或钛的纽扣上。

缝合锚钉技术

一个缝合锚钉可以通过高后外侧入路进入。当从 Gilquist 入路观察时，使用 70° 的关节镜会有帮助，但并不是必需的。或者也可以用一个高后外侧入路送入锚钉。然而根据 Kim 等的描述，这种方法需要"经中隔的入路"[16]。建议对此技术不熟悉的医生先在实验室进行练习，其学习曲线较长。

当锚钉放好之后，缝线的两端必须要穿过半月板组织。最好的方法是使用缝线钩和 PDS 缝线。用一个在后内侧入路的套管将缝线取出。缝线钩需要一个更大的（至少 7 mm）的套管。当缝线头在组织之间穿梭后，将它们系在后内侧导管上。

对于更有挑战的"经中隔入路"来说，可以用一个或是两个后内侧入路缝合并将后外侧入路作为观测入路。

康复训练

与普通的半月板修复不同，半月板根部修复需要遵循一个严格的减少负重的治疗方案。在膝关节伸直时负重会增加修复部位的负担，压迫半月板根部止点。而且因为股骨

后旋会压迫后内侧半月板后角，所以在术后前 4 周应限制屈曲角度小于 90°。6 周之后，可以逐渐允许全负重，同时进行物理治疗来增加关节活动度并加强股四头肌和大腿后群肌肉肌力。大概 3.5 个月时可以慢跑，不过术后 4 个月内要避免深蹲。一般不建议在术后 5 个月之内进行体育活动。

结果

很显然，半月板根部撕脱修复的效果与半月板退变的程度有直接关系。Lee 等进行了最大规模的一系列根部修复手术研究，并发现大多数的患者都满意于手术效果[17]。最值得注意的是在至少术后 2 年的跟踪调查中，作者发现半月板并没有进一步退变。这表明恢复环形应力之后半月板可以保护软骨。

患者的疼痛在修复手术后有所减少。这可能是因为有功能的半月板起到了衬垫的作用。这和进行了半月板移植术后患者疼痛减少是一个道理。

Jung 等描述了使用缝合锚钉进行全内缝合技术修复根部撕裂的研究[18]。在一系列病例中，他们分析了 13 个患者在内侧半月板根部修复后的临床和客观效果。平均 30.8 月的随访调查表明：没有患者出现关节线触痛、积液、膝关节内异物感或是无力。平均 Tegner 活动水平评分从术前的 1.9 ± 1.4 分增加到术后的 3.9 ± 1.3 分。在术后 6 个月时，MRI 显示 50% 的患者痊愈。

Kim 等分析了 30 名内侧半月板根部撕裂患者的修复效果。平均 Lysholm 评分从术前的 77.2 分减少到术后的 46.3 分。术后 MRI 显示 56.7% 的患者完全愈合，36.7% 的患者不完全愈合，然而在半月板外突方面却没有改进[19]。Seo 等也对 21 名半月板根部撕裂的患者使用了拉出修复的方法[20]。这些

患者的平均 Lysholm 评分从术前的 83.0 分减少到术后的 56.1 分。11 名患者再次进行了关节镜探查手术并发现其中 36.4% 有瘢痕愈合，45.5% 未充分愈合，18.2% 没有愈合。

虽然未来我们需要长期对半月板根部修复的效果进行随访研究，并需要评定最佳的修复方法，这些早期的研究显示手术能明显地减少疼痛，并且对一些患者来讲，半月板根部修复的确是好的选择。

术后并发症

放置钻孔导向器可能会对软骨造成损伤，虽然还没有关于这一情况发生率的文献。不小心放置钻孔导向器也可能伤到神经血管结构，然而将后角止点充分地显露能够避免这一情况的发生。长时间避免负重会造成关节僵硬；活动髌骨和早一点进行被动活动的练习可以减少关节纤维化的发生。使用缝合锚钉存在未来锚钉松动的风险，可能需要再次手术取出。

愈合失败可能有几个原因。首先，过早地负重对修复处施加压力并且会加大半月板止点的间隙。其次，激进的康复疗程，包括过早地进行膝关节完全屈曲或是负重都会阻碍愈合。最后，当组织质量非常不好并且软骨损伤严重的情况下依然过于积极地进行手术也会影响手术的成功。在试图导入缝线的时候应该对组织的质量进行评估。轻薄、不完整的后角组织无法支持缝线固定。

总结

存在关节线疼痛却在 MR 上没有典型的线性信号改变时，医生要高度怀疑半月板根部撕脱的可能。半月板外突加上与胫骨止点脱离可支持这个诊断。我们已经不能将半月板外突单纯归为骨关节炎。半月板根部撕裂的修复可以大幅减轻疼痛并对软骨起到保护作用。

（原著：Amy E. Sewick, Ann Marie Kelly, John D. Kelly IV）

参考文献

1. Greis PE, Bardana DD, Holmstrom MC, Burks RT. Meniscal injury: I. Basic science and evaluation. J Am Acad Orthop Surg. 2002;10:168–76.
2. Marzo JM. Medial meniscus posterior horn avulsion. J Am Acad Orthop Surg. 2009;17:276–83.
3. Bhattacharyya T, Gale D, Dewire P, et al. The clinical importance of meniscal tears demonstrated by MRI in osteoarthritis of the knee. J Bone Joint Surg Am. 2003;85:4–9.
4. Bin SI, Kim JM, Shin SJ. Radial tears of the posterior horn of the medial meniscus. Arthroscopy. 2004;20: 373–8.
5. Ozkoc G, Circi E, Gonc U, et al. Radial tears in the root if the posterior horn of the medial meniscus. Knee Surg Sports Traumatol Arthrosc. 2008;16:849–54.
6. Allaire R, Muriuki M, Gilbertson L, Harner CD. Mechanical consequences of a tear of the posterior root of the medial meniscus. J Bone Joint Surg Am. 2008;90:1922–31.
7. Marzo JM, Gurske-DePerio J. Effects of medial meniscus posterior horn avulsion and repair on tibio-femoral contact area and peak contact pressure with clinical implications. Am J Sports Med. 2009;37: 124–9.
8. Hein CN, Deperio JG, Ehrensberger MT, Marzo JM. Effects of medial meniscal posterior horn avulsion and repair on meniscal displacement. Knee. 2011;18: 189–92.
9. Berthiaume MJ, Raynauld JP, Martel-Pelletie J, Labonte F, et al. Meniscal tear and extrusion are strongly associated with progression of symptomatic knee osteoarthritis as assessed by quantitative magnetic resonance imaging. Ann Rheum Dis. 2005; 64:556–63.
10. Felson D. An update on the pathogenesis and epidemiology of OA. Radiol Clin North Am. 2004;42:1–9.
11. Hunter DJ. Osteoarthritis. Best Pract Res Clin Rheumatol. 2011;25:801.
12. Hwang BY et al. Risk factors for medial meniscal posterior root tear. Am J Sports Med. 2012;40: 1606–10.
13. Ahmed A et al. In vitro measurement of static pressure distribution in synovial joints—part 1, tibial surface of the knee. J Biomech Eng. 1983;105:216–25.
14. Shelbourne KD, Heinrich J. The long-term evaluation of lateral meniscus tears left in situ at the time of anterior cruciate ligament reconstruction. Arthroscopy. 2004;20:346–51.

15. Harner CD, Mauro CS, Lesniak BP, Romanowski JR. Biomechanical consequences of a tear of the posterior root of the medial meniscus: surgical technique. J Bone Joint Surg Am. 2009;91A:257–70.

16. Kim SJ, Song HT, Moon HK, Chun YM, Chang WH. The safe establishment of a transseptal portal in the posterior knee. Knee Surg Sports Traumatol Arthrosc. 2011;19:1320–5.

17. Lee JH, Lim YJ, Kim KB, Kim KH, Song JH. Arthroscopic pullout repair of posterior root tear of the medial meniscus: radiographic and clinical results with a 2 yr follow up. Arthroscopy. 2009;25:951–8.

18. Jung YH, Choi NH, Oh JS, Victoroff BN. All-inside repair for a root tear of the medial meniscus using a suture anchor. Am J Sports Med. 2012;40:1406–11.

19. Kim SB, Ha JK, Lee SW, et al. Medial meniscus root tear refixation: comparison of clinical, radiologic, and arthroscopic findings with medial meniscectomy. Arthroscopy. 2011;27:346–54.

20. Seo HS, Lee SC, Jung KA. Second-look arthroscopic findings after repair of posterior root tears of the medial meniscus. Am J Sports Med. 2011;39: 99–107.

第九章　半月板修复的指征

引言

　　随着关节镜检查的日益普及，关于半月板修复的讨论也越来越多。人们普遍认为，缺少半月板，膝关节容易发生早期关节炎，通过半月板修复来保留半月板有助于阻止或延缓这一过程。然而，并不是所有的情况都能进行修复。需要理解半月板撕裂的原因、影响其修复能力的因素以及修复好的半月板能否正常地发挥功能。

　　能够识别独立的半月板撕裂和伴随着前交叉韧带（anterior cruciate ligament，ACL）损伤的半月板撕裂也是很重要的。在 ACL 完好无损的膝关节中，半月板的撕裂通常是由于半月板的退变造成的。一般较小的力量就能造成半月板的撕裂。在 ACL 缺失的膝关节中或在急性 ACL 损伤中，过度的关节活动会使结构正常的半月板夹在股骨和胫骨之间，造成撕裂。然而，在急性 ACL 损伤和在长期不稳定的膝关节中，半月板也都有可能退变。在决定是否进行修复时，半月板的状况应该是主要的考虑因素。

　　撕裂的位置和撕裂的类型也是影响半月板修复术后愈合的重要因素。半月板的血供是由半月板四周的毛细血管丛提供的，20%～30% 延伸到内侧半月板，10%～25% 延伸到外侧半月板 [1, 2]。所以，撕裂的地方离半月板的边缘越近，能够帮助愈合的血供就越充足。

　　虽然内侧和外侧半月板有很多共同点，但是它们的功能、损伤机制和修复能

力都不同。一般来说，外侧半月板比内侧半月板更容易移动。外侧半月板可以前后移动 9～11 mm，而内侧半月板只能移动 2～5 mm[3]。大多数外侧半月板后止点在腘肌腱的前面，这样使得后部更方便活动。相反，内侧半月板与关节囊从头到脚都被牢固地固定，所以内侧半月板被僵硬地固定在胫骨上。外侧半月板更容易在前交叉韧带（ACL）损伤中受到损伤。在一项对 448 例急性 ACL 损伤患者的研究中，Shelbourne 和 Gray 发现 62% 的患者有外侧半月板撕裂，42% 的患者有内侧半月板撕裂 [4]。

　　相反，内侧半月板损伤通常会和慢性 ACL 损伤一起出现。在一项对 552 名患有长期膝关节 ACL 功能缺失患者的研究中，Cipolla 等 [5] 发现内侧半月板撕裂的发病率为 74%，相比之下外侧半月板撕裂发病率仅为 42%。

　　普遍认为内侧半月板损伤是在受伤的时候造成的，并在之后的"轴移"动作中进一步受到损伤。另一个解释是因为内侧半月板后角在胫骨前移时起到次级稳定作用，在 ACL 功能缺失的时候，它所承受的压力增大，最终结构遭到破坏。

　　很多不同的损伤类型都有一些特有的常见撕裂模式。比如，与 ACL 损伤相关的外侧半月板撕裂有两种：①后 1/3 的垂直水平撕裂，可能会（图 9.1）也可能不会（图 9.2）延伸到腘肌腱；②外侧半月板后止点撕脱（图 9.3）[6]。这两种撕裂都比较稳定，并且会在之后 ACL 的手术中显示愈合的痕迹。沿着半月板外周（红-红区或红-白区）

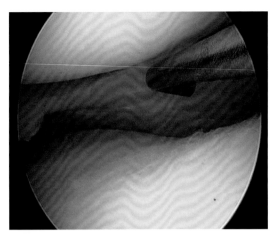

图 9.1 关节镜图像显示的是一个稳固的、在外侧半月板后 1/3、没有延伸到腘肌腱前面的垂直纵向撕裂

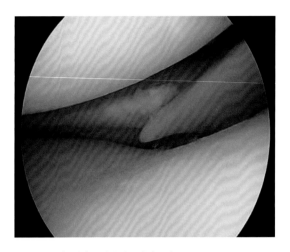

图 9.3 外侧半月板后止点撕脱

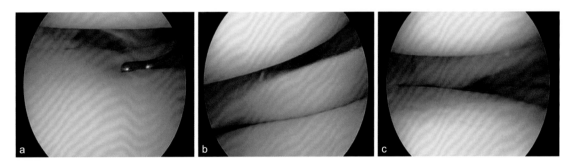

图 9.2 一个延伸到腘肌前面的外侧半月板垂直纵向撕裂（a）；可以用探针移到髁间切迹（b）；同样的半月板撕裂修复后（c）

的撕裂面积越大越不稳定，如果面积过大，最后可能会使半月板移位。当这些撕裂和急性 ACL 撕裂同时出现时，它们的大小和可移动性将会决定它们是否可被修复。然而，当这些撕裂有退变的迹象或在多个层面受到破坏时，可能不需要修复。

内侧半月板在不同的情况下也会有不同的撕裂模式，而且在美国，内侧半月板撕裂是进行关节镜手术的主要原因。在 ACL 损伤时产生的内侧半月板撕裂和那时产生的外侧半月板撕裂非常相似。它们通常是后 1/3 的垂直撕裂，胫骨和股骨在"轴移"

发生时压迫所造成。这些撕裂通常是稳定性撕裂，所以常常在 ACL 重建时才被偶然间发现。在慢性 ACL 撕裂中，膝关节不断承受着不稳定的发生，内侧撕裂可能会变得更大，使这些撕裂变得不稳定并且可能会移位到髁间嵴[7]。在 ACL 完好无损的膝关节中，撕裂的模式明显不同。这些撕裂通常带有退变并且会同时在垂直和水平两个面，使得修复更难成功。

在本章节，我们将会讨论内侧半月板和外侧半月板在 ACL 损伤和完好情况下的修复指征。我们希望能够帮助读者在半月板撕裂的治疗中作出更有科学依据的决定。

ACL 无损伤的膝关节

ACL 无损伤的膝关节内侧半月板撕裂

在美国大概每年会有 850 000 台治疗半月板撕裂的膝关节镜手术[8]。内侧半月板撕裂比外侧半月板撕裂更加常见，男性更容易被影响，其比率大约为 2.5：1[8]。退变性膝关节撕裂常出现在 40 岁以上的患者中，也见于有反复高屈曲运动史的较年轻患者，如摔跤运动员、棒球/垒球接球手和排球运动员。随着时间的推移和重复性运动，半月板往往首先在水平面上失效。这使得下层移位到关节内，压在胫骨和股骨之间。当"水平的裂缝"变大时，它变得更容易被夹住，使得病情和撕裂变得更严重（图 9.4）。患者通常报告在蹲起和旋转的时候会有疼痛，因为这些活动会使半月板夹在中间。这些撕裂通常会有缓慢的肿胀、疼痛和关节异物感，而且通常无法将病情归于一个明确的损伤。

多个研究表明在重建 ACL 的时候修复内侧半月板比在 ACL 无损伤的膝关节中修复半月板的成功率更高[9-12]。Cannon 和 Vittori[11] 研究了 90 例在 ACL 重建时修复半月板的病例和 27 例在 ACL 没有损伤的膝关节内进行半月板修复的病例。他们总结道：与 ACL 重建同时进行的半月板修复成功率为 93%，在 ACL 没有损伤的膝关节内进行半月板修复的成功率仅为 50%。长期以来，人们一直认为这个成功是由于在 ACL 重建时出血并释放的生长因子。然而，如前所述，在 ACL 没有损伤的膝关节内，半月板撕裂通常都是退变性的，所以半月板的组织质量较低。没有高质量的半月板组织来促进愈合，失败率就会更大。

一种特殊的、出现在内侧半月板后 1/3 的撕裂常见于早发退变性关节疾病。这些"根性撕脱"或"后内角的撕裂"常见于中年女性，具体的讨论请见第十二章。和在急性 ACL 损伤中的外侧后角撕裂不同，内侧根部撕裂不太容易自行愈合。患者通常说他们在损伤的时候明显感觉到了撕裂或是"砰"地一声，经常是当他们上下楼梯或是脚着地的时候。这些撕裂通常出现在后角与胫骨的止点（图 9.5）。它们被认为是由软骨磨损和

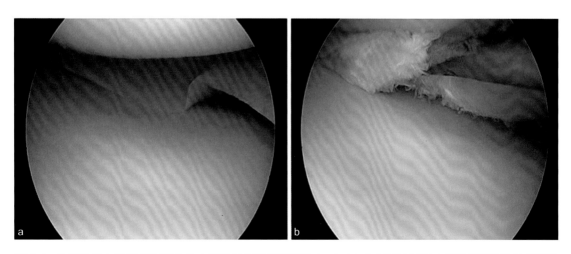

图 9.4 在探针放入半月板下层之前内侧半月板看起来正常（a）。（b）用探针探查内侧半月板发现垂直撕裂伴有水平退变性撕裂

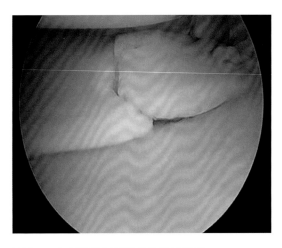

图9.5 内侧半月板后部的放射状撕裂

关节间隙变窄所导致的内侧关节压力增大引起的。实验研究表明当这些撕裂在尸体上被修复好的时候，关节接触压力便会恢复正常[13, 14]。在 X 线片上可看到膝关节退行性变，然而没有任何研究表明修复这些撕裂能够逆转关节磨损和骨关节炎的情况。Lee 等[15]的研究表明了有放射状撕裂的退变性撕裂会有更大程度的半月板外突，对照组是没有放射状撕裂的退变性撕裂。他们还发现放射状撕裂和骨关节炎的严重程度是半月板外突的前兆。在有半月板外突的情况下应该谨慎考虑关节镜手术，尤其是半月板修复手术[15]。膝关节炎患者的 MRI 提示这种半月板挤压撕裂在有中度和重度退变的情况下，修复半月板撕裂并不太可能会消除病情，因为患者的病情大多数是由于骨关节炎造成的。在 2010 年，Lim 等[16]发现这些撕裂可以用非手术的方法治疗并且能够减轻症状，有观点认为，这些患者的症状至少部分与骨关节炎有关，而与半月板撕裂无关。

然而，当 Lee 等[17]检查了通过拉出缝合技术修复的后根部撕裂后发现大多数患者术后效果满意，并且在 HHS 膝关节评分和 Lysholm 客观评分方面都有显著的进步。最值得注意的是在平均 31.8 个月的随访中，作者发现退变并没有进一步加重[17]。虽然

还缺乏长期的术后随访，但是这间接表明了恢复半月板组织的环形应力能够对软骨起到保护作用。

ACL 无损伤的膝关节外侧半月板撕裂

前面讲过，外侧半月板和内侧半月板止于胫骨的机制各不相同。具体的是外侧半月板并没有和后 1/3 的关节囊紧密相连，所以更容易活动。这种移动能力增加了外侧半月板在猛烈的扭曲压力时造成桶柄样撕裂的可能。半月板向前移动能力的增加会使组织更容易受到损伤，尤其在腘肌腱前方的半月板，并且会一直恶化直到半月板被夹在髁间切迹之间。然而在内侧桶柄样撕裂移位的时候通常会从其正常位置翻转 180°；而外侧半月板则会在其正常的取向上滑入切迹之间。临床上，有这些撕裂的患者通常会报告突然从一个位置盘腿或是当膝关节在 "4" 字位置起来以后会有疼痛。这些撕裂通常不是退变性的，因此可以被修复（见图 9.2）。因为其关节囊的止点是在腘肌腱的前面，所以那部分的撕裂在修复时要格外关注。作者偏爱由内向外缝合技术，但是其他任何可以使半月板上下均固定牢固的方法都可以。

放射状撕裂是另一种常见的外侧半月板撕裂（图 9.6）。这种撕裂最常见于半月板中 1/3，并且与外翻损伤或是外翻扭转损伤有关系。因为关节在外翻负荷的时候向内打开，所以外侧半月板被压迫，撕裂呈放射状。半月板纤维的取向呈平行和环状。放射状撕裂破坏了这个环状力，减弱半月板在分散压力方面的能力。外侧半月板的放射状撕裂通常在白-白区域，并且通常无法修复。有研究曾经推荐对这些撕裂进行修复，尤其是使用生物强化的方法。然而，作者的处理方法是去除撕裂的部分以防止撕裂进一步扩大。

虽然不太常见，但是盘状半月板的情况

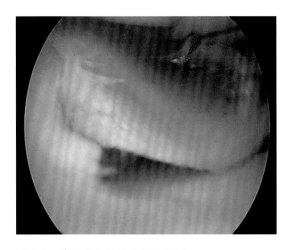

图 9.6　外侧半月板的放射状撕裂

可出现。这些扁平的、像薄饼一样的结构更常出现于亚洲人中，并且这些结构不稳定。盘状半月板很容易出现撕裂，因为其特殊的形状使得其无法承受更多的关节压力。盘状的外侧半月板比盘状的内侧半月板更常见。撕裂常出现在股骨髁下面的半月板，这样的撕裂无法被修复，而是退缩回正常的半月板部分。然而，在 Wrisberg 韧带型盘状半月板或是后角与后关节囊脱离的情况下可以进行修复。在缝合的时候一定要小心，因为外侧半月板在腘动脉的正前方。如果使用由内向外缝合技术就必须要建立对侧缝合入路。

　　虽然比内侧半月板退变性撕裂少见，外侧半月板退变性撕裂也可能会出现。和退变性内侧半月板相似，退变性外侧半月板撕裂也通常是由于半月板的磨损，而不是急性损伤所致。和内侧半月板一样，外侧半月板也可以在关节间隙变窄的情况下被挤出。当然，修复这类撕裂通常不会成功，因为半月板组织的质量太差。

膝关节 ACL 缺失

　　最近几年有很多半月板撕裂合并 ACL 损伤的研究。我们早就已经知道如果去治疗 ACL 的损伤将会增加半月板损伤的概率，尤其是内侧半月板 [7]。所以和 ACL 撕裂合并出现的损伤以及相关的治疗方法受到越来越多关注。

ACL 功能缺失的膝关节合并外侧半月板撕裂

　　前面讲过，外侧半月板更容易在 ACL 损伤的时候出现撕裂 [4, 5]。这很有可能是因为在急性扭转的时候，半月板陷在股骨和胫骨之间。撕裂最常出现在外侧半月板的后 1/3，因为这里没有牢固地与关节囊相连。修复损伤的指征还是备受争议。178 名 ACL 重建的时候将外侧半月板撕裂留在关节内未处理的研究中，Fitzgibbons 和 Shelbourne 发现有 52 例是后角撕脱，99 例是稳定的后角垂直性撕裂，27 例是稳定、没有移位的、位于腘肌腱前面的垂直性撕裂。多个研究表明这些半月板撕裂可以留在膝关节并不会造成再次撕裂或是更大的损伤 [6, 18-20]。如果在手术的时候没有愈合的痕迹，作者经常会在撕裂的部分打孔。动物和临床的研究表明给撕裂的部分打孔可以制造血管通道，加速愈合 [11, 21, 22]。因为水平性撕裂一般都非常稳定，所以不需要固定，但是刺激周围的组织可以加速愈合。Shelbourne 和 Heinrich 报道了 43 名在 ACL 重建手术时进行了后外侧半月板撕裂打孔的患者，平均 6.6 年术后随访发现没有人需要额外的手术。

　　有时外侧半月板撕裂可以延长到腘肌腱的前面，使得碎片可以移位。当这发生在内侧半月板时，膝关节被卡住无法完全伸直。然而在外侧时，半月板移到髁间切迹，膝关节不会被卡住，因为这是 ACL 所在的位置不同所致。尽管半月板的碎片发生移位，这些患者的活动范围并不会减小。如果不是退变性撕裂，应该考虑修复。可以使用由内向外缝合的修复方法，因为这种方法比较不容易伤到软骨。

最后，Shelbourne 等发现在 ACL 重建手术时，外侧半月板的愈合有很强的证据（见图 9.3）。在一组 33 名患者、平均术后随访 10.6 年的研究中发现，没有患者需要再次手术来去除半月板撕裂，同时客观评分比对照组有明显提高，并且只有轻微的关节间隙变窄（1±1.6 mm）[23]。所以我们认为撕裂可以被留在关节内不处理，虽然这还是有一定争议的。

ACL 功能缺失的膝关节合并内侧半月板撕裂

内侧半月板撕裂合并 ACL 功能缺失与单纯内侧半月板撕裂的情况相似。在急性 ACL 损伤中最常见的内侧半月板撕裂是在血管区周边的垂直性撕裂，通常在后 1/3 和中 1/3 的交界处。这种撕裂是由于股骨和胫骨在急性扭转的时候对半月板造成的压迫。这些撕裂可以在 ACL 手术时被观察到，也能通过术前的 MRI 观察到。大多数的撕裂都很小（＜1 cm）并且非常稳定。在这种情况下，一些证据表明可以对撕裂处打孔刺激血液流入（图 9.7），当 ACL 重建的时候不需要再正式修复这个撕裂。Shelbourne 和 Rask[24] 等发现如果撕裂处不能移位到关节内，就算撕裂大于 1 cm 打孔后也会有好的效果。在 1982 – 1988 年间，139 例稳定的撕裂被留在关节内未处理，在平均术后 3.7 年随访时作者发现，139 名患者中只有 15 名需要关节镜来治疗半月板撕裂（10.8%），233 例打孔的撕裂中，有 14 例需要关节镜治疗[24]。

用探针仔细观察撕裂处是否有继发性的水平性撕裂是非常重要的（见图 9.4），因为这表明撕裂处有退变，使得半月板切除术比半月板修复和打孔更加适合。

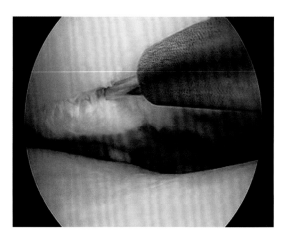

图 9.7　在稳定的垂直内侧半月板撕裂处打孔来刺激血液流入

多个研究表明在 ACL 重建时修复半月板有很好的愈合前景[9, 11, 25-27]。虽然所有的撕裂都能够愈合，但是有几个因素能够更精细地决定半月板愈合的可能性：

- 小的、距离半月板外周更近的撕裂有最好的结果。
- 大的、移位的或是更为复杂的撕裂比较不容易愈合。
- 位于半月板中间 1/3 供血较少的撕裂比较不容易愈合。

一般来说，由于急性 ACL 撕裂所造成的半月板撕裂更常出现在半月板的外周。然而当撕裂更常因退变性的时候，撕裂更常见于半月板的中间。虽然这些撕裂可以愈合，但是它们能否保护关节或在未来会不会带来症状都是未知的。

Shelbourne 和 Carr[28] 比较了在 ACL 重建的患者当中，半月板修复和不完全半月板切除术对桶柄样半月板撕裂的疗效。所有患者均不存在半月板外侧撕裂或是软骨损伤大于 Outberdrige 2 级的情况。研究预期是进行了半月板修复的患者应该在病情方面取得更大的进步。在术后平均 8 年随访中发现，两组之间没有显著性差别，两组的平均 Noyes

评分都是 90.9 分 [28]。退变性撕裂修复后的分数比没有退变的撕裂修复后的分数明显要低，分别为 87.1 分和 93.9 分 [28]。在最近的一篇文章中，Shelbourne 和 Gray 等对 502 名 ACL 重建的患者进行了 10 ~ 15 年的术后随访，他们发现在 ACL 重建时没有半月板病变并且保持了膝关节活动度的患者给膝关节打分为 93 分，然而那些在 ACL 重建时已经有过内侧半月板切除术的患者给膝关节打分为 88 分（图 9.8）[29]。半月板组织的缺少的确会增加发病率。这个研究还表明虽然退变性的半月板撕裂会愈合，但是愈合后其功能却不如在不完全半月板切除术后剩余的半月板，尤其是在保持了关节活动度的情况下 [28, 29]。为了防止关节退变，目前的最佳策略似乎是"尽一切所能保留半月板"。然而，在半月板修复后需要再次进行手术的概率很高，这表明在推荐修复半月板之前，一定要对半月板功能力学和不同撕裂式样的愈合能力有深入的了解。

当撕裂很大的时候，它可能会移到髁间切迹（图 9.9a）。这类撕裂可能发生在 ACL 损伤中，但是更常见于慢性 ACL 撕裂。如果患者不能完全伸直他们的膝关节，康复训练也不能改善的时候，应该进行 MRI 检查来确定撕裂碎片是否在髁间切迹中阻止膝关节伸直。年纪越小的患者越不容易出现退变性撕裂，使修复更为可行。在这些病例中，需要通过关节镜将半月板撕裂从髁间切迹复原，确保在 ACL 重建之前膝关节可以伸直（图 9.9b ~ d）。ACL 重建术前 ROM 不正常的患者出现膝关节纤维化的风险更大 [30]。所以作者建议使用循序渐进的方法，先修复半月板，等回归了正常的 ROM 之后再进行 ACL 重建。Shelbourne 和 Johnson 等 [31] 发现在 ACL 重建时进行半月板修复的患者比使用循序渐进的方法先修复半月板、康复训练 ROM 恢复之后再进行 ACL 重建的患者患膝关节纤维化的风险更大。随着患者的年龄增长，或是 ACL 损伤与手术间隔的时间越长，退变性撕裂出现的概率就越大。因为半月板切除术在这种情况下可能是最好的治疗方

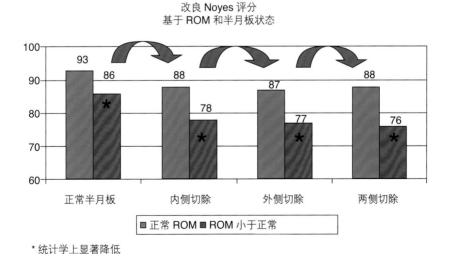

改良 Noyes 评分
基于 ROM 和半月板状态

* 统计学上显著降低

图 9.8 根据关节活动度（ROM）的状态分类，在 10 ~ 20 年术后随访有正常半月板的患者和进行了半月板切除术的患者的改良 Noyes 评分。尽管进行了半月板切除术，但是有正常 ROM 的患者和有正常半月板的患者的分数相似。ROM 无法达到正常范围的患者的分数普遍较低

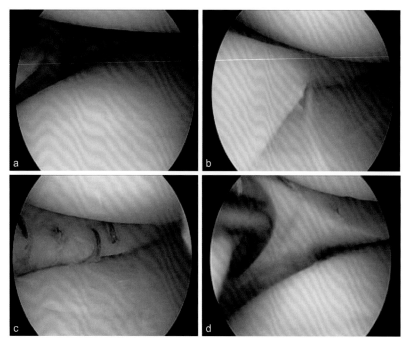

图 9.9 （a）桶柄样内侧撕裂，半月板移位到髁间切迹。（b）复位后的桶柄样内侧撕裂。（c）缝线修复后的桶柄样内侧撕裂。（d）6周后二次关节镜检查

法，所以如果有不可修复的桶柄样撕裂，可以先使 ROM 回归正常再在 ACL 重建时进行半月板切除。

总结

在近些年里，很多研究都将重心放在确定不同类型半月板撕裂的最好治疗方案上。过去的主要策略是竭尽所能地保存半月板来确保膝关节整体的健康。然而在最近这些年有很多证据表明半月板的病情只是影响膝关节长期健康的众多因素之一。Shelbourne 和 Gray 等发现关节活动度（ROM），尤其是膝关节伸直时，是决定在 ACL 重建之后膝关节功能的最重要因素。虽然半月板的功能缺失，不论是内侧还是外侧，都是非常重要的影响因素，但是影响力比 ROM 要小（图 9.8）[29]。在 ACL 重建术后的 10～20 年间，

如果半月板在手术的时候是正常的，并且 ROM 是对称的，则平均改良 Noyes 评分为 93 分。如果 ROM 不对称，平均改良 Noyes 评分则为 86 分。如果在最初手术的时候，内侧或是外侧或是全部半月板都已被切除，ROM 保持对称，那么改良 Noyes 评分在这些组则分别为 88 分、87 分和 88 分。如果 ROM 小于正常，那么平均分数在每个组都将至少下降 10 分。这间接表明了虽然我们应该尽量保存半月板，但是在合适的情况下切除半月板比运动范围受限所造成的长期影响要小。

我们必须要记住内侧和外侧半月板的不同之处。外侧半月板的移动性更好，并且更能承受轻度的扭转。如果非退变性撕裂增加了半月板的不稳定性就应该进行修复，例如外侧撕裂延伸到腘肌腱前方或内侧垂直撕裂不合并水平退变的情况。这些撕裂应该被固定住以避免进一步的移动和扩大。我们喜欢

使用由内向外缝合修复方法，但是任何能够固定半月板并且不对关节造成进一步伤害的方法都应该被考虑。当撕裂发生在多个平面时就表明出现了退变，修复不是治疗这种撕裂的最好方法。

（原著：Scott E. Urch, John D. Kelly Ⅳ, K. Donald Shelbourne）

参考文献

1. Arnoczky SP, Warren RF. Microvasculature of the human meniscus. Am J Sports Med. 1982;10:90–5.
2. Arnoczky SP, Warren RF. The microvasculature of the meniscus and its response to injury: an experimental study in the dog. Am J Sports Med. 1983;11:131–41.
3. Maitra RS, Miller MD, Johnson DL. Meniscal reconstruction. Part I: indications, techniques, and graft considerations. Am J Orthop. 1999;28:213–8.
4. Shelbourne KD, Gray T. Anterior cruciate ligament reconstruction with autogenous patellar tendon graft followed by accelerated rehabilitation: a two- to nine-year followup. Am J Sports Med. 1997;25:786–95.
5. Cipolla M, Scala A, Gianni E, Puddu G. Different patterns of meniscal tears in acute anterior ligament (ACL) ruptures and in chronic ACL-deficient knees. Knee Surg Sports Traumatol Arthrosc. 1995;3:130–4.
6. Fitzgibbons RE, Shelbourne KD. "Aggressive" nontreatment of lateral meniscal tears seen during anterior cruciate ligament reconstruction. Am J Sports Med. 1995;23:156–9.
7. Yoo JC, Ahn JH, Lee SH, Yoon YC. Increasing incidence of medial meniscus tears in nonoperatively treated anterior cruciate ligament insufficiency patients documented by serial magnetic resonance imaging studies. Am J Sports Med. 2009;8:1478–83.
8. Arendt EA, editor. Orthopaedic knowledge update: sports medicine 2. Rosemont, IL: American Academy of Orthopaedic Surgeons; 1999.
9. Krych AJ, Pitts RT, Dajani KA, Stuart MJ, Levy BA, Dahm DL. Surgical repair of medial meniscus tears with concomitant anterior cruciate ligament reconstruction in patients 18 years and younger. Am J Sports Med. 2010;38(5):976–82.
10. Kurzweil PR, Tifford CD, Ignacio EM. Unsatisfactory clinical results of meniscal repair using the meniscus arrow. Arthroscopy. 2005;21(8):905.e1–7.
11. Cannon Jr WD, Vittori JM. The incidence of healing in arthroscopic meniscal repairs in anterior cruciate ligament-reconstructed knees versus stable knees. Am J Sports Med. 1992;20:176–81.
12. Noyes FR, Barber-Westin SD. Arthroscopic repair of meniscus tears extending into the avascular zone with or without anterior cruciate ligament reconstruction in patients 40 years of age and older. Arthroscopy. 2000;16:822–9.
13. Harner CD, Mauro CS, Lesniak BP, Romanowski JR. Biomechanical consequences of a tear of the posterior root of the medial meniscus. Surgical technique. J Bone Joint Surg Am. 2008;91 Suppl 2:257–70.
14. Marzo JM, Guerske-DePerio J. Effects of medial meniscus posterior horn avulsion and repair on tibio-femoral contact area and peak contact pressure with clinical implications. Am J Sports Med. 2009;37(1):124–9.
15. Lee DH, Lee BS, Kim JM, et al. Predictors of degenerative medial meniscus extrusion, radial component and knee osteoarthritis. Knee Surg Sports Traumatol Arthrosc. 2011;19(2):222–9.
16. Lim HC, Bae JH, Wang JH, Seok CW, Kim MK. Non-operative treatment of degenerative posterior root tear of the medial meniscus. Knee Surg Sports Traumatol Arthrosc. 2010;18:535–9.
17. Lee JH, Lim YJ, Kim KB, Kim KH, Song JH. Arthroscopic pullout repair of posterior root tear of the medial meniscus: radiographic and clinical results with a 2 yr follow up. Arthroscopy. 2009;25:951–8.
18. Talley MC, Grana WA. Treatment of partial meniscal tears identified during anterior cruciate ligament reconstruction with limited synovial abrasion. Arthroscopy. 2000;16:6–10.
19. Yagashita K, Muneta T, Ogiuchi T, Sekiya I, Shinomiya K. Healing potential of meniscal tears without repair in knees with anterior cruciate ligament reconstruction. Am J Sports Med. 2004;32:1953–61.
20. Shelbourne KD, Heinrich J. The long term evaluation of lateral meniscus tears left in situ at the time of anterior cruciate ligament reconstruction. Arthroscopy. 2004;20:346–51.
21. Zhang Z, Arnold JA, Williams T, McCann B. Repairs by trephination and suturing of longitudinal injuries in the avascular area of the meniscus in goats. Am J Sports Med. 1995;23:35–41.
22. Zhang ZN, Tu KY, Xu YK, Zhang WM, Liu ZT, Ou SH. Treatment of longitudinal injuries in the avascular area of meniscus in dogs by trephination. Arthroscopy. 1988;4:151–9.
23. Shelbourne KD, Roberson TA, Gray T. Long-term evaluation of posterior lateral meniscus root tears left in situ at the time of anterior cruciate ligament reconstruction. Am J Sports Med. 2011;39(7):1439–43.
24. Shelbourne KD, Rask BP. The sequelae of salvaged non degenerative peripheral vertical medial meniscus tears with anterior cruciate ligament reconstruction. Arthroscopy. 2001;17:270–4.
25. Asahina S, Muneta T, Yamamoto H. Arthroscopic meniscal repair in conjunction with anterior cruciate ligament reconstruction: factors affecting the healing rate. Arthroscopy. 1996;12:541–5.
26. O'Shea JJ, Shelbourne KD. Repair of locked bucket handle meniscal tears with chronic anterior cruciate ligament deficiency. Am J Sports Med. 2003;31:216–20.
27. Rubman MH, Noyes FR, Barber-Westin SD. Arthroscopic repair of meniscus tears that extend into the avascular zone: a review of 198 single and complex tears. Am J Sports Med. 1998;26:87–95.

28. Shelbourne KD, Carr DR. Meniscal repair compared with meniscectomy for bucket-handle medial meniscus tears in anterior cruciate ligament reconstructed knees. Am J Sports Med. 2003;31:718–23.

29. Shelbourne KD, Gray T. Minimum 10-year results after anterior cruciate ligament reconstruction: how the loss of normal knee motion compounds other factors related to the development of osteoarthritis after surgery. Am J Sports Med. 2009;37:471–80.

30. Shelbourne KD, Wilckens JH, Mollabashy A, DeCarlo M. Arthrofibrosis in acute anterior cruciate ligament reconstruction: the effect of timing of reconstruction and rehabilitation. Am J Sports Med. 1991;19:332–6.

31. Shelbourne KD, Johnson GE. Locked bucket-handle meniscal tears in knees with chronic anterior cruciate ligament deficiency. Am J Sports Med. 1993;21:779–82.

第十章 半月板修复术的医学基础：局限性及应对策略

引言

半月板是个胫骨和股骨之间半月形的纤维软骨组织，对膝关节的正常活动至关重要。半月板有维持膝关节稳定性、缓冲的功能，而且在承重方面还有很大作用。半月板可以将施加在股骨上的压力传导至胫骨[1]。环形分布的 I 型胶原纤维是细胞外基质（extracellular matrix, ECM）的重要组成部分，它给予了半月板非均质的机械特性，使半月板沿纤维方向承受更大的拉伸应力[2]。当半月板的纤维微结构受到影响时，它所能承受的负荷就大幅下降，股骨和胫骨之间的接触压力就会增加，而可能导致退变性关节炎（osteoarthritis, OA）。半月板损伤的发病率是每 10 万人口 60～70 例[3, 4]，而且每年有 85 万例关节镜手术是因为半月板损伤而做[5]。半月板外周损伤的修复成功率在 63%～91%[6-11]，然而半月板内部无血管区域损伤的修复失败率有近 75%，其中 20% 的患者需要再次手术[12]。半月板部分切除术是修复术失败后的标准治疗手段，然而组织切除依然可以导致骨关节炎变化[13, 14]。此外，似乎退变的程度与半月板切除的大小存在正相关关系。因此，提高半月板修复成功率或者减少半月板切除可以提高这类半月板损伤的预后。

本章会先从医学基础入手，解释半月板自身修复的局限性，重点强调半月板血管分布少、细胞密度低以及损伤处炎症的特性。随后会介绍新兴的再生医学治疗方法。本章还会以综述的形式分析现阶段还在试验中的一些治疗方法，这些治疗方法主要目的是：①加强区域的血管分布；②增加细胞数量；③通过生物化学或者机械学手段诱导基质沉积和新组织的生成。

半月板自身修复的局限性

很多因素影响了半月板自身修复的能力，最重要的因素有区域性血管分布的区别、基质组成成分和密度上的改变、细胞密度大小以及其他可溶因子和机械性因素（图 10.1）。下面将会根据成人半月板损伤后的自身修复相关情况逐一进行讲解。

血供与半月板修复

细胞进入受损部位，经过细胞增殖、细胞外基质重塑和新基质蛋白的生成等过程达到修复的目的。附近血管的存在会给修复过程提供诸多必需物质：修复细胞、营养和生长因子。因此，一个特定区域的自身修复能力很大程度上由该区域的血管分布决定。如果一个区域的血管不多，那么它所能形成血纤维蛋白的能力就有限，而血纤维蛋白则可以起到刺激细胞进入受损部位和刺激基质重塑等作用。在成年人中，半月板周围毛细血管丛并不能穿过半月板外周的 1/3 部分（红色 - 红色区域）[15-16]，因此半月板内部（白色 - 白色区域）没有血管的区域自身修复能力较差[17-20]。白色与红色交界部位的损伤，则有

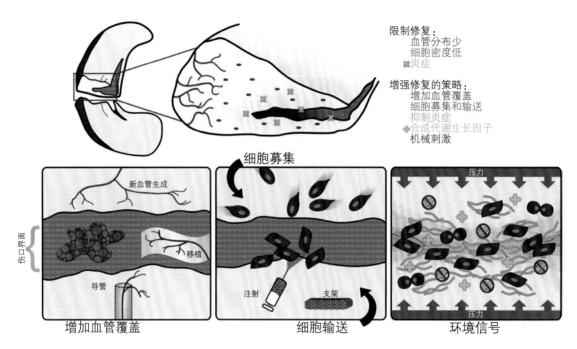

限制修复：
　　血管分布少
　　细胞密度低
　　炎症

增强修复的策略：
　　增加血管覆盖
　　细胞募集和输送
　　抑制炎症
　　合成代谢生长因子
　　机械刺激

细胞募集

新血管生成

血栓

移植

导管

注射

支架

压力

压力

伤口界面

增加血管覆盖　　　　　细胞输送　　　　　环境信号

图 10.1　横向的半月板损伤示意图，标注了限制半月板修复的重要因素（血管分布少，细胞密度低，炎症）。还标注了增强修复的策略，包括增加血管覆盖（新血管生成，血栓，移植多血管组织）、增加细胞密度（细胞募集和输送）、创造引导修复的内环境（通过抑制炎症、给予生长因子）以及给予机械刺激（动态压力）

中等的自身修复能力。综上所述，尽管半月板切除术有诸多不利的病理影响，无血管区域的半月板损伤因为失败率较高还是不建议实行修复术[21-22]。

细胞和基质密度与半月板修复

　　足够的细胞数量在半月板自身修复中也起到至关重要的作用。半月板细胞在正常状态下起到维持结构的作用，它们无间断地重塑细胞外基质。这些细胞在损伤或者负荷有变的情况下会增加生产基质蛋白，与自身修复有关的酶也会增加。然而随着半月板的成熟，细胞密度会逐渐降低（图 10.2a）[23-24]。随着年龄的增长和细胞密度的降低，半月板胶原蛋白和蛋白聚糖成分会增加，从而增加细胞外基质的整体密度（图 10.2a, b）。在年龄较大的患者中，细胞的稀少导致容易产生半月板退变性变化和修复术后的再损伤[25]

（图 10.2c, d）。细胞外基质的整体密度上升还会导致细胞更难进入受损区域，从而更不容易在损伤后重塑组织[23-24]。除了随年龄增长的变化外，半月板也存在区域性细胞不同。半月板外周损伤的自身修复能力一般会强于其他部位的损伤，在除去微循环和滑膜对修复的影响后，依然显示明显的修复能力区别，说明不同区域的细胞也会影响修复过程[26]。细胞形态和基因表达在半月板的不同区域是不同的，半月板外周的细胞以纺锤形为主，成纤维细胞样细胞在半月板纤维周围，而内部纤维软骨区域的细胞则是软骨样[27-30]。细胞外基质也存在不同：外侧区域以 I 型胶原蛋白为主（80%）以抵抗拉伸应力，内侧则有更多的 II 型胶原蛋白和蛋白聚糖以抵抗更大的压力（见图 10.2a）[31]。因此，不同区域的再生基质，对细胞因子的敏感性，以及对生长因子的反应都有所不同[30]。

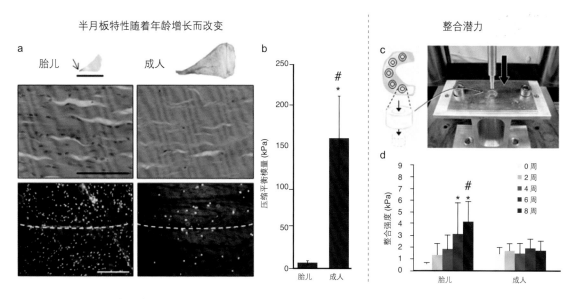

图 10.2 半月板特性随着年龄增长而改变，导致在成人患者中自身修复能力的降低。(a) 基质蛋白聚糖与胶原蛋白密度随年龄而增长（箭头表示内部区域蛋白聚糖密度）。细胞密度对比胎儿半月板则有所降低（虚线代表受损部分的分界线）。(b) 成年牛的压缩模量比胎儿的要大。(c) 通过环面施压测试整体性。(d) 成年半月板的整合强度比起胎儿要弱，而且成年半月板整合强度不会因为时间而增加

可溶性和机械因素与半月板修复

半月板的修复能力受可溶因子与机械因素的影响。炎症细胞因子在损伤后会大量产生，IL-1β（白细胞介素 -1β）和 TNFα（肿瘤坏死因子 α）尤其影响修复能力[32]。IL-1β 增加基质金属蛋白酶的表达，基质金属蛋白酶是分解蛋白，可以分解胶原蛋白以及其他细胞外基质成分[33]。当细胞收到生长因子信号时，细胞会增殖并且增加基质蛋白的产生。机械压力，比如恒定或者不断变化的压缩力，会改变基因表达从而调节炎症反应[34-35]。因此，加入调节炎症反应和促进合成的生物活性因子可以促成一个有利于修复的环境。

促进修复的新方法

很多用于促进半月板修复的方法都被系统研究过。其中一个方法就是通过增加现有血管的利用率或者增加新血管生成从而增加抵达受损部位的营养、细胞以及生长因子（图 10.3）。另一个方法是通过给予外界细胞或者招募自有细胞，来增加交界处的细胞密度（图 10.4）。一个相似的方法是鼓励通过可溶因子或者机械刺激来诱导细胞增殖和基质产生，目的是增加合成作用以及抑制炎症（图 10.5）。这些还在实验中的方法会在下文中分别阐述。

半月板修复过程中增加供血的方法

半月板内部没有血管的地方无法愈合的情况促使了通过手术来增加供血的研究（图 10.3）。这些方法包括锉磨、打孔和加入有供血的植入物。通过磨碎来切除部分伤口表面，也可以通过释放对愈合有利的生长因子和细胞因子来促进供血[36, 37]。这个方法在兔和人体内的半月板纵向撕裂没有供血的区域进行了实验，虽然成功率取决于撕裂的地方离关节囊的距离和撕裂的大小以及稳定性，但这仍表明撕裂处靠近一个有供血的地方是

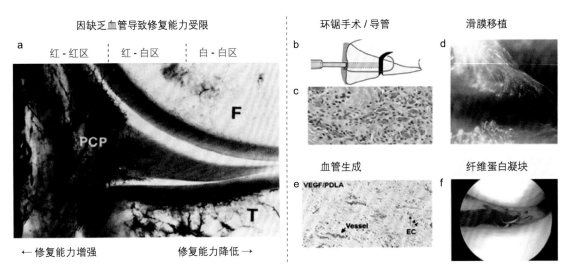

图 10.3　半月板内部白 - 白区域缺乏血管，因此导致有限的修复能力。（a）血管灌注显示半月板外周毛细血管丛（reprinted by permission of SAGE Publications from reference [16]）。增加血管分布的方法有环锯手术或导管、滑膜移植、增强新血管生成以及引入血管因素。（b）环锯手术或导管示意图。（c）组织及血管在导管影响下向内生长（reprinted by permission of SAGE Publications from reference [43]）。（d）滑膜异体移植 8 周后产生的新血管纹路（reprinted with permission from Springer from reference [47]）。（e）Ⅷ因子免疫染色显示在 VEGF 缝线影响下的早期新血管形成（reprinted with permission from Springer Science and Business Media from reference [50]）。（f）半月板损伤缝线处的纤维蛋白凝块（reprinted with permission from Elsevier from reference [65]）

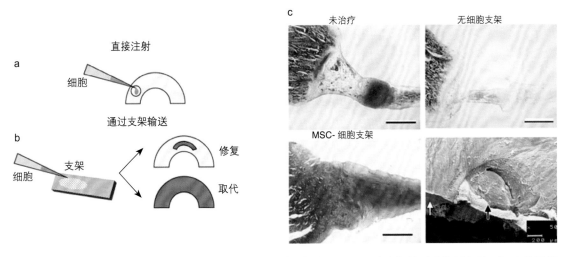

图 10.4　增加细胞的方法有：（a）直接注射细胞进入受损部位。（b）通过支架的形式给予细胞。（c）骨髓衍生的间质干细胞注入透明质酸形成支架形态，以方便基质的产生。图片中对比不接受治疗的兔子和接受无细胞治疗的兔子（reprinted with permission from John Wiley and Sons from reference [95]）。扫描电子显微镜图片（SEM）显示组织的交界处（白色箭头），以及培养前的支架（黑色箭头）

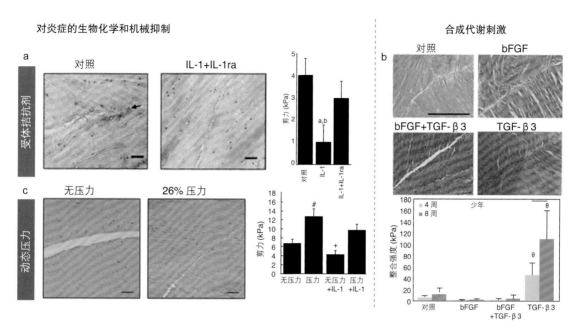

图 10.5 通过生物化学和机械信号来改变周围环境，进而增强整合。（a）在有炎性细胞因子的情况下加入 IL-1 受体拮抗剂（IL-1ra）能够增加体外猪半月板的整合抗剪强度（reprinted with permission from John Wiley and Sons from reference [32]）。（b）加入 TGF-β3 能够增加体外牛半月板的整合强度。然而加入碱性成纤维细胞生长因子 bFGF（basic fibroblast growth factor）并不能促进修复，即使和 TGF-β3 同时加入 [98]。使用动态负重能够增加试管内猪半月板的抗剪强度，对抗 IL-1 分解代谢的作用（reprinted with permission from Elsevier from reference [34]）

非常有必要的 [38]。这个问题可以通过制造一个连接半月板内部和外周血管系统的血管通道来解决（图 10.3b）。这个方法最先由 Gershuni 等 [39] 和 Zhang 等 [40,41] 在动物模型内使用。然而打孔的通道很容易在正常生理负重时塌陷，而去除半月板的中心会破坏排列好的胶原蛋白纤维，使半月板的结构变得更为不稳定。在一个前瞻性的研究中，Zhang 等发现在关节镜打孔与缝合联合使用以固定的情况下，再次撕裂的发病率会减小，然而他们并没有研究其对愈合的影响 [42]。为了保持半月板中心被除去后还能保持生物力学的完整性，Cook 等研发了一种可生物降解、由乳酸聚合物做成的导管。这个导管允许纤维血管组织向内生长，犬模型研究显示这种方法比单一打孔要好 [43]（图 10.3c）。半月板周围的滑膜磨损也能增加供血，能向半月

板外缘 5 mm 内的地方提供细胞趋化因子 [44]。有血供的滑膜瓣也可以被放入半月板的缺损中来提供血液并可以渗透入伤口打造填补缝隙的基质滑膜细胞 [19,39,45,46]（图 10.3d）。这些方法通过提供再生细胞或者植入物本身作为细胞游走的支架 [45,47]。事实上，来自滑膜的半月板表面细胞被认为参与半月板愈合的过程 [48,49]。

为了避免通过手术切除或是植入组织的方法增加供血，血管生成因子，例如血管内皮生长因子（vascular endothelial growth factor，VEGF）[50,51] 和血管促生蛋白 [52] 被用来在修复处促进新血管形成。VEGF 是一个非常有效的内皮细胞趋化因子和促分裂素，在高浓度的时候它可以促进新血管的形成 [53]。血管促生蛋白和血管内皮细胞以及平滑肌细胞相互影响促进血管的形

成 [54]。虽然在兔试验研究中血管促生蛋白能够在没有血管的区域推动新血管的生成，然而在 2 项羊的研究中发现通过乳酸包裹的缝线释放的 VEGF 并不能提高半月板有供血或没有供血区域的血管生成或愈合 [50, 51]（图 10.3e）。在之后的研究中，作者猜测可能需要更长时间地使用多个生成血管的因子导入生长因子，可以使用一个综合式的支架来解决这个问题。不同部分可以结合在一起释放多种生物活性因子 [55]。比如，Ionescu 等最近发明了一个用于纤维结缔组织工程的电纺丝支架，这个支架可以快速地从聚乙二醇纳米纤维中释放 VEGF 和逐渐地从聚乳酸 - 羟基乙酸共聚物微球体内释放 VEGF [56]。使用这种能够逐渐洗脱的多能平台，VEGF、血管促生蛋白、血小板衍生生长因子和（或）血管生成素能够用于促进血管生成。

内生细胞能够从脉管系统内提取来增加细胞构成和促进愈合。这可以通过加入纤维蛋白凝块或是将下面的骨骼进行微骨折手术。有些人认为血肿和之后的血凝块，而不是持续地供血，对于诱导修复应答来说才是至关重要的 [57]。作为修复细胞的来源，生长因子和暂时的基质，外源的纤维蛋白凝块可以放入半月板缺损中用来刺激愈合的反应 [58-62]。在犬的模型中，Arnockzy 等发现放入半月板缺损中的纤维蛋白凝块在 6 个月后重造成带有软骨样细胞的纤维软骨，虽然修补的组织在组织学上还是与原有组织不同 [58]。临床修复急性、单独的半月板撕裂，包括完全跨过没有供血区域的放射状撕裂，也能在凝块注射后有改善 [60, 62, 63]。虽然在试验中取得了一定的成功，但是纤维蛋白凝块还没有被广泛地推广，因为很难将它们通过关节镜放入，并且在放入的过程中经常被损坏和丢失。为了避免在放入后丢失，可以将纤维蛋白凝块盖上一层筋膜鞘 [61] 或是用缝线固定 [64]（图 10.3f）。一个微创的关节内方法可以在体内制造纤维蛋白凝块，这避免

了放入过程的难题 [65]。同样，人造的血肿也可以通过在关节内使用髁间切迹微骨折的方法释放骨髓成分来加速早期恢复 [66, 67]。为了在关节积血之后引来并保护内源的纤维蛋白凝块，可以用小肠黏膜下层来促进细胞附着，加速再生 [68-71]。

半月板修复过程中促进细胞再生的方法

虽然增加供血的研究前景良好，但是更为成熟的方法是获取并将治疗细胞递送到伤口处，并不需要供血（图 10.4）。细胞可以从附近的组织获取并直接注射到损伤处，或是通过支架来传送。理论上来讲，细胞应该是自体的，并且充足而容易获取，很容易在试管内生长，并且能够制造纤维软骨基质 [72]。用于修复软骨的自体软骨移植（autologous chondrocyte implantation，ACI）的成功表明细胞治疗在临床上是可行的，并且可以用于促进半月板修复。其中人们格外关注的是滑膜细胞、软骨细胞和半月板细胞以及可以分化成类似半月板细胞的多能间充质干细胞（multipotent mesenchymal stem cells，MSCs）。

位于半月板旁边的纤维细胞样 B 型滑膜细胞可以产生用于内膜间质组织的基质蛋白质如胶原蛋白和透明质酸 [73]。Arnoczky 等的研究 [74] 表明这些细胞可以穿过滑膜和半月板的交界处到达伤口处并且帮助修复过程。很有可能这些滑膜源的细胞在合并滑膜植入物 [45, 47] 和半月板同种异体移植物再生方面 [75, 76] 起到一定的作用。摩擦滑膜内层可以释放这些细胞并且促进它们向破损处迁移 [77]。在另一方面，从软骨中提取软骨细胞，体外扩增后导入生物支架，再植入到病变缺损处。当放入缺损处的时候，同种异体的软骨细胞能够通过产生软骨基质来增加半月板边缘的结合 [78]。在最近的研究中，Weinand 等发现接种在 Vicryl

网眼的耳软骨因为能产生更多的弹性蛋白，所以能够比关节软骨提供更好的愈合能力[79]。和软骨细胞以及滑膜细胞不同的是，有更多的研究将重点放在半月板细胞在替换细胞工程中所扮演的角色。不过，因为半月板细胞接种在 3D 支架的时候可以直接产生纤维软骨，所以与软骨细胞一样，它有应用于修复方面的潜能[80-84]。有趣的是，半月板细胞在试管内产生 ECM 的能力并不会随着时间而降低，半月板手术中产生的碎渣可以成为移植所需细胞的来源[83]。

　　未分化的多能间充质干细胞（MSCs）是用于半月板修复细胞再生的另一个来源。如果提供了合适的生物化学或是机械信号，这些细胞有能力分化成软骨细胞或是其他中胚层谱系的细胞。MSCs 可以从多个地方获取，包括骨髓、滑膜、脂肪组织，因此，不需要采集半月板或软骨组织来分离自体细胞。最常见的 MSCs 植入方法是将其直接注射到关节内或者撕裂处，之后用缝线缝上（图 10.4a）。Abdel-Hamid 等发现在犬的模型中直接将骨髓 MSCs 注入半月板撕裂处能够通过增加血管生成、软骨形成和胶原蛋白纤维的沉积来加快愈合速度[85]。在鼠和兔的模型中，将用荧光标记的滑膜源 MSCs 注射入膝关节内可以分化成软骨细胞产生 Ⅱ 型胶原[86-88]。脂肪来源的 MSCs 在直接注射到兔的没有供血区域的半月板缺损中也可以产生类似的再生效果[89]。第一例人体用于半月板软骨再生的自体 MSCs 移植是经皮关节内注射完成的[90]。骨髓源 MSCs 从髂嵴中获取并在体外扩增后，再注射到患有骨关节炎的膝关节内。MRI 显示在 3 个月后半月板的体积增加，虽然并没有做活组织检查来确定有新组织的组成。

　　虽然细胞治疗很有前景，但仅靠注射往往难以定位或保留病变部位的细胞。Agung 等的研究用绿色荧光蛋白质（green fluorescent protein，GFP）标记了注射入关节内的骨髓源 MSCs，发现必须要注入大剂量的 MSCs（1×10^7）才能有效地到达半月板并且开始在损伤部位产生细胞外基质。然而，这样高的浓度也会造成瘢痕组织的产生[91]。所以使用提前接种好的可降解支架将细胞导入会更好（图 10.4b）。例如，将标记了荧光的 MSCs 植入纤维蛋白胶中被发现能够更好地将细胞固定在半月板缺损处[92, 93]。其他成功的材料包括胶原蛋白支架[94]和透明质酸合成物[95]（图 10.4c）。值得一提的是，虽然提前培养这些细胞可以生成纤维软骨及提高机械性能，但是这些新的组织也可能会阻碍支架与原有组织在体内相融合[95, 96]。因此，虽然很多用于细胞治疗的方法需要优化，有很强的证据表明使用有活力的自体细胞能够显著地提高半月板的愈合。

可溶性因子对半月板修复的影响

　　伤口处存在有活力的细胞本身并不能确保良好的修复反应。为了加快愈合的过程，细胞应处于非炎性、有益的环境中，以促进细胞外基质的增殖和合成。McNulty 等证实了抑制炎性细胞因子 IL-1β 和 TNFα 分别与 IL-1 受体拮抗剂（IL-1rα）和抗 -TNFα 单克隆抗体相关，同时还抑制了广谱基质金属蛋白酶（MMP）活性。体外实验证实可增强移植物半月板的整合强度[32, 33]（图 10.5a 和表 10.1）。MMP 抑制剂，例如四环素，作为提高半月板修复的制剂很有前景。反之，生长因子，比如 TGF-β（转化生长因子 β）[97-102]、PDGF-AB（血小板衍生生长因子 AB）[99, 102-106]、IGF-1（胰岛素样生长因子 - Ⅰ）[99, 100, 102, 106, 107] 和 bFGF（碱性成纤维细胞生长因子）[57, 99, 100, 108, 109] 对半月板细胞促有丝分裂的合成代谢作用已经被研究证实（表 10.1）。由于整合强度与胶原沉积和交联相关[110]，在生长因子的刺激下 ECM 合成增多是最显著的变化。纵观

表 10.1   半月板修复生物因子及其对半月板细胞的影响

生长因子	细胞内作用	整合潜力	方法
TGF-β	基质沉积的强力刺激因子	增加	单分子层 [97, 100, 102]，外植 [97–99, 101]，支架 [98]
PDGF-AB	基质沉积、增殖和迁移的中等刺激因子	无数据	单分子层 [102, 104, 106]，外植 [99, 103, 105]
IGF-1			单分子层 [100, 102, 106, 107]，外植 [99]
bFGF	基质增殖的强力刺激因子	无影响	单分子层 [57, 100, 102, 108]，外植 [98 , 99, 109]，支架 [98]

炎症抑制因子	细胞内 / 环境作用	整合潜力	方法
IL-1ra	IL-1 竞争性受体拮抗剂	增加	外植 [32]
Anti-TNF mAB	单克隆抗体结合和抑制 TNF α	增加	外植 [32]
MMP inhibitor GM 6001	广谱 MMP 抑制剂	增加	外植 [33]

文献，在体外细胞培养和组织扩增中能够促进细胞分裂和蛋白聚糖及胶原蛋白产生最好的细胞因子是 TGF-β1[99]。McNulty 等发现补充 TGF-β1 增加半月板移植物分界面抗剪强度的程度足够克服 IL-1 介导的 MMP 分解代谢作用 [101]。TGF-β3 在增加基质方面的作用也已被研究。在体外培养过程中 TGF-β3可改善青少年和成人半月板移植物的整合程度 [98]（图 10.5b）。功效一般的生长因子包括 PDGF-AB 和 IGF-1[99]。PDGF-AB 也能够诱导半月板细胞迁移 [106] 和生成蛋白聚糖 [99, 105]，将内源细胞吸引到伤口边缘。然而不同区域对 PDGF-AB 的应答是不同的，外围的细胞增殖有所增加而中间区域却没有，这可能是因为局部生长因子的受体不同 [103]。之后的研究发现，在培养物中，所有区域的半月板都有增殖的应答 [104, 106]。补充 IGF-1 能够提高细胞构成、ECM 生成，尤其对半月板中间没有血管的区域更为有效 [107]。其他不太成功、只刺激了增殖却没有增加基质蛋白生成的生长因子包括 bFGF[57, 98-100, 102, 108]，大概当

细胞在有丝分裂的时候便会投入较少的资源进行修复（图 10.5b）。在这种情况下，通过药物释放支架、缝线或基因转移来持续释放基质生长因子，并短期释放有丝分裂原，以确保长期稳定性。

机械因素对半月板修复的影响

炎症和基质的生成以及修复的效果都受机械因素的影响。控制结构蛋白合成和降解平衡的半月板细胞基因表达，它可被机械刺激如拉伸和压缩载荷改变。单细胞层中的半月板细胞通过增加基质蛋白的生物合成来响应循环的双轴拉伸 [111]。动态的拉伸载荷能够对纳米纤维支架培养的 MSCs 产生类似的影响，这包括增加基质的生成，并且在纤维软骨中增加抗拉模量 [112]。在对半月板移植物的研究中，即使存在合成生长因子，静态而非动态压缩增加了 MMP 的活性并抑制了基质的产生。实际上，半月板的自身平衡需要循环载荷 [113]，动态受压

能够抵抗 IL-1-mediated MMP 的降解作用和之后的糖胺聚糖的释放[34]（图 10.5c）。尽管如此，在高应变（10%~20%）[114] 或高应变率（50%/s）下，过度载荷的半月板可能导致细胞溶解和组织损伤，而这些损伤在身体上不易被发现[115]。这些研究清楚表明：机械环境可以与生化环境起到协同作用，促进（或延迟）修复，这取决于加载的持续时间和强度。

机械外力对半月板修复的影响也可以在体内看出。比如，在犬模型中石膏的长时间固定能够阻止胶原蛋白的生成，因此正常的关节活动对于半月板的修复来说非常重要[116]。另外，在兔模型中，术后长时间的固定能显著地减少供血并且促使半月板的退变[117-119]。在一项羊的研究试验中得出了类似的结果，负重的半月板比缝线修复后固定的半月板承受了更多的负荷[120]。这些结果加在一起表明了有控制地进行适当的活动能够促进愈合，虽然康复中应该进行被动、低强度、有控制的运动来避免撕裂处不稳和关节内损伤的发生。

总结

近些年来，随着半月板切除术的负面效果越来越明显，针对半月板愈合的生物强化的新方法有了极大的发展。其他提高愈合的方法包括高频刺激[121]，伤口外缘的部分酶催降解[122] 和基质基因治疗[102, 123]。生物相容性支架的发展前景良好，不管是作为导入细胞的工具和（或）生物活性分子或是半月板替代物。这样的组织工程结构可以用来替代大部分切除的退变组织。在欧洲已经有 2 种植入物被批准在临床上使用，一种是胶原蛋白半月板植入物（collagen meniscus implant，CMI），Ivy Sports Medicine（LLC），另一种是聚氨酯（Actifit®，Orteq Ltd）[124]。

然而这些移植物既不能与患者半月板大小匹配，微观结构上也达不到自体半月板的力学性能。最近出现了一些新的方法来生成解剖学的正确结构，包括应用影像学引导下的注射模型来复制半月板的几何形状[125] 以及应用环形定向纳米纤维的静电纺丝来模仿胶原纤维的排列方向和机械性能[126]。当内源性修复不能解决半月板损伤时，这些工程结构提供了替代的希望。

无论这些特殊的技术是增加修复还是替代受损的组织，未来的方向将是微创手术稳定与细胞治疗和促进愈合的环境因素相互结合。修复没有血供区域撕裂的试验方法已经在临床上开始使用了，目前常见的半月板不完全切除术会向保留半月板和再生方面发展。相比于简单的切除，这样的趋势能够增进长期的关节健康，避免成千上万的患者遭受急性或退变性半月板疾病的困扰。

（原著：Feini Qu, Matthew B. Fisher, Robert L. Mauck）

参考文献

1. Shrive NG, O'Connor JJ, Goodfellow JW. Load-bearing in the knee joint. Clin Orthop Relat Res. 1978;131:279–87.
2. Fithian DC, Kelly MA, Mow VC. Material properties and structure–function relationships in the menisci. Clin Orthop Relat Res. 1990;252:19–31.
3. Hede A, Larsen E, Sandberg H. The long term outcome of open total and partial meniscectomy related to the quantity and site of the meniscus removed. Int Orthop. 1992;16(2):122–5.
4. Nielsen AB, Yde J. Epidemiology of acute knee injuries: a prospective hospital investigation. J Trauma. 1991;31(12):1644–8.
5. Arendt EA. Orthopaedic knowledge update: sports medicine 2. Rosemont, IL: American Academy of Orthopaedic Surgeons; 1999.
6. Boyd KT, Myers PT. Meniscus preservation; rationale, repair techniques and results. Knee. 2003;10(1):1–11.
7. DeHaven KE. Meniscus repair. Am J Sports Med. 1999;27(2):242–50.

8. Morgan CD, Wojtys EM, Casscells CD, Casscells SW. Arthroscopic meniscal repair evaluated by second-look arthroscopy. Am J Sports Med. 1991;19(6):632–7. discussion 7–8.

9. Eggli S, Wegmuller H, Kosina J, Huckell C, Jakob RP. Long-term results of arthroscopic meniscal repair. An analysis of isolated tears. Am J Sports Med. 1995;23(6):715–20.

10. Miller Jr DB. Arthroscopic meniscus repair. Am J Sports Med. 1988;16(4):315–20.

11. Hanks GA, Gause TM, Sebastianelli WJ, O'Donnell CS, Kalenak A. Repair of peripheral meniscal tears: open versus arthroscopic technique. Arthroscopy. 1991;7(1):72–7.

12. Rubman MH, Noyes FR, Barber-Westin SD. Arthroscopic repair of meniscal tears that extend into the avascular zone. A review of 198 single and complex tears. Am J Sports Med. 1998;26(1):87–95.

13. Aagaard H, Verdonk R. Function of the normal meniscus and consequences of meniscal resection. Scand J Med Sci Sports. 1999;9(3):134–40.

14. Englund M. Meniscal tear: a feature of osteoarthritis. Acta Orthop Scand Suppl. 2004;75(312):1–45.

15. Day B, Mackenzie WG, Shim SS, Leung G. The vascular and nerve supply of the human meniscus. Arthroscopy. 1985;1(1):58–62.

16. Arnoczky SP, Warren RF. Microvasculature of the human meniscus. Am J Sports Med. 1982;10(2):90–5.

17. King D. The function of semilunar cartilages. J Bone Joint Surg Am. 1936;18(4):1069–76.

18. Arnoczky SP, Warren RF. The microvasculature of the meniscus and its response to injury. An experimental study in the dog. Am J Sports Med. 1983;11(3):131–41.

19. Ghadially FN, Wedge JH, Lalonde JM. Experimental methods of repairing injured menisci. J Bone Joint Surg Br. 1986;68(1):106–10.

20. Heatley FW. The meniscus—can it be repaired? An experimental investigation in rabbits. J Bone Joint Surg Br. 1980;62(3):397–402.

21. Noyes FR, Barber-Westin SD. Management of meniscus tears that extend into the avascular region. Clin Sports Med. 2012;31(1):65–90.

22. Greis PE, Bardana DD, Holmstrom MC, Burks RT. Meniscal injury: I. Basic science and evaluation. J Am Acad Orthop Surg. 2002;10(3):168–76.

23. Clark CR, Ogden JA. Development of the menisci of the human knee joint. Morphological changes and their potential role in childhood meniscal injury. J Bone Joint Surg Am. 1983;65(4):538–47.

24. Ionescu LC, Lee GC, Garcia GH, Zachry TL, Shah RP, Sennett BJ, et al. Maturation state-dependent alterations in meniscus integration: implications for scaffold design and tissue engineering. Tissue Eng Part A. 2011;17(1–2):193–204.

25. Mesiha M, Zurakowski D, Soriano J, Nielson JH, Zarins B, Murray MM. Pathologic characteristics of the torn human meniscus. Am J Sports Med.

2007;35(1):103–12.

26. Kobayashi K, Fujimoto E, Deie M, Sumen Y, Ikuta Y, Ochi M. Regional differences in the healing potential of the meniscus—an organ culture model to eliminate the influence of microvasculature and the synovium. Knee. 2004;11(4):271–8.

27. Upton ML, Chen J, Setton LA. Region-specific constitutive gene expression in the adult porcine meniscus. J Orthop Res. 2006;24(7):1562–70.

28. McDevitt CA, Murkherjee S, Kambic H, Parker R. Emerging concepts of the cell biology of the meniscus. Curr Opin Orthop. 2002;13:345–50.

29. Hellio Le Graverand MP, Ou Y, Schield-Yee T, Barclay L, Hart D, Natsume T, et al. The cells of the rabbit meniscus: their arrangement, interrelationship, morphological variations and cytoarchitecture. J Anat. 2001;198(5):525–35.

30. Fuller ES, Smith MM, Little CB, Melrose J. Zonal differences in meniscus matrix turnover and cytokine response. Osteoarthritis Cartilage. 2012;20(1):49–59.

31. McDevitt CA, Webber RJ. The ultrastructure and biochemistry of meniscal cartilage. Clin Orthop Relat Res. 1992;252:8–18.

32. McNulty AL, Moutos FT, Weinberg JB, Guilak F. Enhanced integrative repair of the porcine meniscus in vitro by inhibition of interleukin-1 or tumor necrosis factor alpha. Arthritis Rheum. 2007;56(9):3033–42.

33. McNulty AL, Weinberg JB, Guilak F. Inhibition of matrix metalloproteinases enhances in vitro repair of the meniscus. Clin Orthop Relat Res. 2009;467(6):1557–67.

34. McNulty AL, Estes BT, Wilusz RE, Weinberg JB, Guilak F. Dynamic loading enhances integrative meniscal repair in the presence of interleukin-1. Osteoarthritis Cartilage. 2010;18(6):830–8.

35. Upton ML, Chen J, Guilak F, Setton LA. Differential effects of static and dynamic compression on meniscal cell gene expression. J Orthop Res. 2003;21(6):963–9.

36. Okuda K, Ochi M, Shu N, Uchio Y. Meniscal rasping for repair of meniscal tear in the avascular zone. Arthroscopy. 1999;15(3):281–6.

37. Ochi M, Uchio Y, Okuda K, Shu N, Yamaguchi H, Sakai Y. Expression of cytokines after meniscal rasping to promote meniscal healing. Arthroscopy. 2001;17(7):724–31.

38. Uchio Y, Ochi M, Adachi N, Kawasaki K, Iwasa J. Results of rasping of meniscal tears with and without anterior cruciate ligament injury as evaluated by second-look arthroscopy. Arthroscopy. 2003;19(5):463–9.

39. Gershuni DH, Skyhar MJ, Danzig LA, Camp J, Hargens AR, Akeson WH. Experimental models to promote healing of tears in the avascular segment of canine knee menisci. J Bone Joint Surg Am. 1989;71(9):1363–70.

40. Zhang ZN, Tu KY, Xu YK, Zhang WM, Liu ZT, Ou

SH. Treatment of longitudinal injuries in avascular area of meniscus in dogs by trephination. Arthroscopy. 1988;4(3):151–9.

41. Zhang Z, Arnold JA, Williams T, McCann B. Repairs by trephination and suturing of longitudinal injuries in the avascular area of the meniscus in goats. Am J Sports Med. 1995;23(1):35–41.

42. Zhang Z, Arnold JA. Trephination and suturing of avascular meniscal tears: a clinical study of the trephination procedure. Arthroscopy. 1996;12(6):726–31.

43. Cook JL, Fox DB. A novel bioabsorbable conduit augments healing of avascular meniscal tears in a dog model. Am J Sports Med. 2007;35(11):1877–87.

44. Henning CE, Lynch MA, Clark JR. Vascularity for healing of meniscus repairs. Arthroscopy. 1987; 3(1):13–8.

45. Ochi M, Mochizuki Y, Deie M, Ikuta Y. Augmented meniscal healing with free synovial autografts: an organ culture model. Arch Orthop Trauma Surg. 1996;115(3–4):123–6.

46. Jitsuiki J, Ochi M, Ikuta Y. Meniscal repair enhanced by an interpositional free synovial autograft: an experimental study in rabbits. Arthroscopy. 1994; 10(6):659–66.

47. Yamazaki K, Tachibana Y. Vascularized synovial flap promoting regeneration of the cryopreserved meniscal allograft: experimental study in rabbits. J Orthop Sci. 2003;8(1):62–8.

48. Kambic HE, Futani H, McDevitt CA. Cell, matrix changes and alpha-smooth muscle actin expression in repair of the canine meniscus. Wound Repair Regen. 2000;8(6):554–61.

49. Hu SY, Wang S, Zuo RT, Wang KL, Qin L. Meniscus and synovial membrane: an electron microscopic study on rabbits. Can J Appl Physiol. 2001;26(3):254–60.

50. Petersen W, Pufe T, Starke C, Fuchs T, Kopf S, Neumann W, et al. The effect of locally applied vascular endothelial growth factor on meniscus healing: gross and histological findings. Arch Orthop Trauma Surg. 2007;127(4):235–40.

51. Kopf S, Birkenfeld F, Becker R, Petersen W, Starke C, Wruck CJ, et al. Local treatment of meniscal lesions with vascular endothelial growth factor. J Bone Joint Surg Am. 2010;92(16):2682–91.

52. King TV, Vallee BL. Neovascularisation of the meniscus with angiogenin. An experimental study in rabbits. J Bone Joint Surg Br. 1991;73(4):587–90.

53. Phillips GD, Stone AM, Jones BD, Schultz JC, Whitehead RA, Knighton DR. Vascular endothelial growth factor (rhVEGF165) stimulates direct angiogenesis in the rabbit cornea. In Vivo. 1994;8(6):961–5.

54. Gao X, Xu Z. Mechanisms of action of angiogenin. Acta Biochim Biophys Sin (Shanghai). 2008;40(7):619–24.

55. Richardson TP, Peters MC, Ennett AB, Mooney DJ. Polymeric system for dual growth factor delivery. Nat Biotechnol. 2001;19(11):1029–34.

56. Ionescu LC, Fisher MB, Schenker ML, Esterhai JL, Mauck RL. VEGF delivery from electrospun composites increases vascular density in vivo. Orthopaedic Research Society annual meeting 2012. Abstract #0634.

57. Webber RJ, Harris MG, Hough Jr AJ. Cell culture of rabbit meniscal fibrochondrocytes: proliferative and synthetic response to growth factors and ascorbate. J Orthop Res. 1985;3(1):36–42.

58. Arnoczky SP, Warren RF, Spivak JM. Meniscal repair using an exogenous fibrin clot. An experimental study in dogs. J Bone Joint Surg Am. 1988;70(8):1209–17.

59. Nakhostine M, Gershuni DH, Danzig LA. Effects of an in-substance conduit with injection of a blood clot on tears in the avascular region of the meniscus. Acta Orthop Belg. 1991;57(3):242–6.

60. Henning CE, Lynch MA, Yearout KM, Vequist SW, Stallbaumer RJ, Decker KA. Arthroscopic meniscal repair using an exogenous fibrin clot. Clin Orthop Relat Res. 1990;252:64–72.

61. Henning CE, Yearout KM, Vequist SW, Stallbaumer RJ, Decker KA. Use of the fascia sheath coverage and exogenous fibrin clot in the treatment of complex meniscal tears. Am J Sports Med. 1991;19(6):626–31.

62. van Trommel MF, Simonian PT, Potter HG, Wickiewicz TL. Arthroscopic meniscal repair with fibrin clot of complete radial tears of the lateral meniscus in the avascular zone. Arthroscopy. 1998; 14(4):360–5.

63. Ra HJ, Ha JK, Jang SH, Lee DW, Kim JG. Arthroscopic inside-out repair of complete radial tears of the meniscus with a fibrin clot. Knee Surg Sports Traumatol Arthrosc. 2012. doi:10.1007/s00167-012-2191-3. Print ISSN: 0942–2056. Online ISSN: 1433–7347.

64. Jang SH, Ha JK, Lee DW, Kim JG. Fibrin clot delivery system for meniscal repair. Knee Surg Relat Res. 2011;23(3):180–3.

65. Sethi PM, Cooper A, Jokl P. Technical tips in orthopaedics: meniscal repair with use of an in situ fibrin clot. Arthroscopy. 2003;19(5):E44.

66. Freedman KB, Nho SJ, Cole BJ. Marrow stimulating technique to augment meniscus repair. Arthroscopy. 2003;19(7):794–8.

67. Driscoll MD, Robin BN, Horie M, Hubert ZT, Sampson HW, Jupiter DC, et al. Marrow stimulation improves meniscal healing at early endpoints in a rabbit meniscal injury model. Arthroscopy. 2013; 29(1):113–21.

68. Cook JL, Fox DB, Malaviya P, Tomlinson JL, Kuroki K, Cook CR, et al. Long-term outcome for large meniscal defects treated with small intestinal submucosa in a dog model. Am J Sports Med. 2006; 34(1):32–42.

69. Fox DB, Cook JL, Arnoczky SP, Tomlinson JL, Kuroki K, Kreeger JM, et al. Fibrochondrogenesis of free intraarticular small intestinal submucosa scaffolds. Tissue Eng. 2004;10(1–2):129–37.

70. Bradley MP, Fadale PD, Hulstyn MJ, Muirhead WR, Lifrak JT. Porcine small intestine submucosa for repair of goat meniscal defects. Orthopedics. 2007;

30(8):650–6.

71. Gastel JA, Muirhead WR, Lifrak JT, Fadale PD, Hulstyn MJ, Labrador DP. Meniscal tissue regeneration using a collagenous biomaterial derived from porcine small intestine submucosa. Arthroscopy. 2001;17(2):151–9.

72. Hoben GM, Athanasiou KA. Meniscal repair with fibrocartilage engineering. Sports Med Arthrosc. 2006;14(3):129–37.

73. Iwanaga T, Shikichi M, Kitamura H, Yanase H, Nozawa-Inoue K. Morphology and functional roles of synoviocytes in the joint. Arch Histol Cytol. 2000;63(1):17–31.

74. Arnoczky SP, Warren RF, Kaplan N. Meniscal remodeling following partial meniscectomy—an experimental study in the dog. Arthroscopy. 1985;1(4):247–52.

75. Arnoczky SP, DiCarlo EF, O'Brien SJ, Warren RF. Cellular repopulation of deep-frozen meniscal autografts: an experimental study in the dog. Arthroscopy. 1992;8(4):428–36.

76. Rodeo SA, Seneviratne A, Suzuki K, Felker K, Wickiewicz TL, Warren RF. Histological analysis of human meniscal allografts. A preliminary report. J Bone Joint Surg Am. 2000;82-A(8):1071–82.

77. Nakhostine M, Gershuni DH, Anderson R, Danzig LA, Weiner GM. Effects of abrasion therapy on tears in the avascular region of sheep menisci. Arthroscopy. 1990;6(4):280–7.

78. Peretti GM, Gill TJ, Xu JW, Randolph MA, Morse KR, Zaleske DJ. Cell-based therapy for meniscal repair: a large animal study. Am J Sports Med. 2004;32(1):146–58.

79. Weinand C, Peretti GM, Adams Jr SB, Randolph MA, Savvidis E, Gill TJ. Healing potential of transplanted allogeneic chondrocytes of three different sources in lesions of the avascular zone of the meniscus: a pilot study. Arch Orthop Trauma Surg. 2006;126(9):599–605.

80. Nakata K, Shino K, Hamada M, Mae T, Miyama T, Shinjo H, et al. Human meniscus cell: characterization of the primary culture and use for tissue engineering. Clin Orthop Relat Res. 2001;391 Suppl: S208–18.

81. Mueller SM, Shortkroff S, Schneider TO, Breinan HA, Yannas IV, Spector M. Meniscus cells seeded in type I and type II collagen-GAG matrices in vitro. Biomaterials. 1999;20(8):701–9.

82. Ibarra C, Koski JA, Warren RF. Tissue engineering meniscus: cells and matrix. Orthop Clin North Am. 2000;31(3):411–8.

83. Baker BM, Nathan AS, Huffman GR, Mauck RL. Tissue engineering with meniscus cells derived from surgical debris. Osteoarthritis Cartilage. 2009;17(3):336–45.

84. Freymann U, Endres M, Neumann K, Scholman HJ, Morawietz L, Kaps C. Expanded human meniscus-derived cells in 3-D polymer-hyaluronan scaffolds for meniscus repair. Acta Biomater. 2012;8(2): 677–85.

85. Abdel-Hamid M, Hussein MR, Ahmad AF, Elgezawi EM. Enhancement of the repair of meniscal wounds in the red–white zone (middle third) by the injection of bone marrow cells in canine animal model. Int J Exp Pathol. 2005;86(2):117–23.

86. Mizuno K, Muneta T, Morito T, Ichinose S, Koga H, Nimura A, et al. Exogenous synovial stem cells adhere to defect of meniscus and differentiate into cartilage cells. J Med Dent Sci. 2008;55(1):101–11.

87. Horie M, Sekiya I, Muneta T, Ichinose S, Matsumoto K, Saito H, et al. Intra-articular Injected synovial stem cells differentiate into meniscal cells directly and promote meniscal regeneration without mobilization to distant organs in rat massive meniscal defect. Stem Cells. 2009;27(4):878–87.

88. Horie M, Driscoll MD, Sampson HW, Sekiya I, Caroom CT, Prockop DJ, et al. Implantation of allogenic synovial stem cells promotes meniscal regeneration in a rabbit meniscal defect model. J Bone Joint Surg Am. 2012;94(8):701–12.

89. Ruiz-Iban MA, Diaz-Heredia J, Garcia-Gomez I, Gonzalez-Lizan F, Elias-Martin E, Abraira V. The effect of the addition of adipose-derived mesenchymal stem cells to a meniscal repair in the avascular zone: an experimental study in rabbits. Arthroscopy. 2011;27(12):1688–96.

90. Centeno CJ, Busse D, Kisiday J, Keohan C, Freeman M, Karli D. Regeneration of meniscus cartilage in a knee treated with percutaneously implanted autologous mesenchymal stem cells. Med Hypotheses. 2008;71(6):900–8.

91. Agung M, Ochi M, Yanada S, Adachi N, Izuta Y, Yamasaki T, et al. Mobilization of bone marrow-derived mesenchymal stem cells into the injured tissues after intraarticular injection and their contribution to tissue regeneration. Knee Surg Sports Traumatol Arthrosc. 2006;14(12):1307–14.

92. Dutton AQ, Choong PF, Goh JC, Lee EH, Hui JH. Enhancement of meniscal repair in the avascular zone using mesenchymal stem cells in a porcine model. J Bone Joint Surg Br. 2010;92(1):169–75.

93. Izuta Y, Ochi M, Adachi N, Deie M, Yamasaki T, Shinomiya R. Meniscal repair using bone marrow-derived mesenchymal stem cells: experimental study using green fluorescent protein transgenic rats. Knee. 2005;12(3):217–23.

94. Pabbruwe MB, Kafienah W, Tarlton JF, Mistry S, Fox DJ, Hollander AP. Repair of meniscal cartilage white zone tears using a stem cell/collagen-scaffold implant. Biomaterials. 2010;31(9):2583–91.

95. Zellner J, Mueller M, Berner A, Dienstknecht T, Kujat R, Nerlich M, et al. Role of mesenchymal stem cells in tissue engineering of meniscus. J Biomed Mater Res A. 2010;94(4):1150–61.

96. Ionescu LC, Mauck RL. Porosity and cell preseeding influence electrospun scaffold maturation and meniscus integration in vitro. Tissue Eng Part A. 2013;19(3–4):538–47.

97. Collier S, Ghosh P. Effects of transforming growth factor beta on proteoglycan synthesis by cell and explant cultures derived from the knee joint meniscus. Osteoarthritis Cartilage. 1995;3(2): 127–38.

98. Ionescu LC, Lee GC, Huang KL, Mauck RL. Growth factor supplementation improves native and engineered meniscus repair in vitro. Acta Biomater. 2012;8(10):3687–94.

99. Imler SM, Doshi AN, Levenston ME. Combined effects of growth factors and static mechanical compression on meniscus explant biosynthesis. Osteoarthritis Cartilage. 2004;12(9):736–44.

100. Esparza R, Gortazar AR, Forriol F. Cell study of the three areas of the meniscus: effect of growth factors in an experimental model in sheep. J Orthop Res. 2012;30(10):1647–51.

101. McNulty AL, Guilak F. Integrative repair of the meniscus: lessons from in vitro studies. Biorheology. 2008;45(3–4):487–500.

102. Kasemkijwattana C, Menetrey J, Goto H, Niyibizi C, Fu FH, Huard J. The use of growth factors, gene therapy and tissue engineering to improve meniscal healing. Mater Sci Eng C. 2000;13(1):19–28.

103. Spindler KP, Mayes CE, Miller RR, Imro AK, Davidson JM. Regional mitogenic response of the meniscus to platelet-derived growth factor (PDGF-AB). J Orthop Res. 1995;13(2):201–7.

104. Tumia NS, Johnstone AJ. Platelet derived growth factor-AB enhances knee meniscal cell activity in vitro. Knee. 2009;16(1):73–6.

105. Lietman SA, Hobbs W, Inoue N, Reddi AH. Effects of selected growth factors on porcine meniscus in chemically defined medium. Orthopedics. 2003; 26(8):799–803.

106. Bhargava MM, Attia ET, Murrell GA, Dolan MM, Warren RF, Hannafin JA. The effect of cytokines on the proliferation and migration of bovine meniscal cells. Am J Sports Med. 1999;27(5):636–43.

107. Tumia NS, Johnstone AJ. Regional regenerative potential of meniscal cartilage exposed to recombinant insulin-like growth factor-I in vitro. J Bone Joint Surg Br. 2004;86(7):1077–81.

108. Tumia NS, Johnstone AJ. Promoting the proliferative and synthetic activity of knee meniscal fibrochondrocytes using basic fibroblast growth factor in vitro. Am J Sports Med. 2004;32(4):915–20.

109. Narita A, Takahara M, Ogino T, Fukushima S, Kimura Y, Tabata Y. Effect of gelatin hydrogel incorporating fibroblast growth factor 2 on human meniscal cells in an organ culture model. Knee. 2009; 16(4):285–9.

110. DiMicco MA, Waters SN, Akeson WH, Sah RL. Integrative articular cartilage repair: dependence on developmental stage and collagen metabolism. Osteoarthritis Cartilage. 2002;10(3):218–25.

111. Upton ML, Hennerbichler A, Fermor B, Guilak F, Weinberg JB, Setton LA. Biaxial strain effects on cells from the inner and outer regions of the meniscus. Connect Tissue Res. 2006;47(4):207–14.

112. Baker BM, Shah RP, Huang AH, Mauck RL. Dynamic tensile loading improves the functional properties of mesenchymal stem cell-laden nanofiber-based fibrocartilage. Tissue Eng Part A. 2011;17(9–10):1445–55.

113. Natsu-Ume T, Majima T, Reno C, Shrive NG, Frank CB, Hart DA. Menisci of the rabbit knee require mechanical loading to maintain homeostasis: cyclic hydrostatic compression in vitro prevents derepression of catabolic genes. J Orthop Sci. 2005;10(4): 396–405.

114. Zielinska B, Killian M, Kadmiel M, Nelsen M, Haut Donahue TL. Meniscal tissue explants response depends on level of dynamic compressive strain. Osteoarthritis Cartilage. 2009;17(6):754–60.

115. Nishimuta JF, Levenston ME. Response of cartilage and meniscus tissue explants to in vitro compressive overload. Osteoarthritis Cartilage. 2012;20(5): 422–9.

116. Dowdy PA, Miniaci A, Arnoczky SP, Fowler PJ, Boughner DR. The effect of cast immobilization on meniscal healing. An experimental study in the dog. Am J Sports Med. 1995;23(6):721–8.

117. Bray RC, Smith JA, Eng MK, Leonard CA, Sutherland CA, Salo PT. Vascular response of the meniscus to injury: effects of immobilization. J Orthop Res. 2001;19(3):384–90.

118. Huang TL, Lin GT, O'Connor S, Chen DY, Barmada R. Healing potential of experimental meniscal tears in the rabbit. Preliminary results. Clin Orthop Relat Res. 1991;267:299–305.

119. Ochi M, Kanda T, Sumen Y, Ikuta Y. Changes in the permeability and histologic findings of rabbit menisci after immobilization. Clin Orthop Relat Res. 1997;334:305–15.

120. Guisasola I, Vaquero J, Forriol F. Knee immobilization on meniscal healing after suture: an experimental study in sheep. Clin Orthop Relat Res. 2002;395: 227–33.

121. Pavlovich RI. Hi-frequency electrical cautery stimulation in the treatment of displaced meniscal tears. Arthroscopy. 1998;14(6):566–71.

122. Qu F, Esterhai JL, Mauck RL. Modulation of the meniscus repair interface via collagenase delivery from nanofibrous composites. Orthopaedic Research Society annual meeting 2012. Abstract #0776.

123. Zhang H, Leng P, Zhang J. Enhanced meniscal repair by overexpression of hIGF-1 in a full-thickness model. Clin Orthop Relat Res. 2009;467(12):3165–74.

124. Vrancken AC, Buma P, van Tienen TG. Synthetic meniscus replacement: a review. Int Orthop. 2013; 37(2):291–9.

125. Ballyns JJ, Gleghorn JP, Niebrzydowski V, Rawlinson JJ, Potter HG, Maher SA, et al. Image-guided tissue engineering of anatomically shaped

implants via MRI and micro-CT using injection molding. Tissue Eng Part A. 2008;14(7): 1195–202.

126. Fisher MB, Henning EA, Soegaard N, Esterhai JL, Mauck RL. Organized nanofibrous scaffolds that mimic the macroscopic and microscopic architecture of the knee meniscus. Acta Biomater. 2013;9(1): 4496–504.

127. Qu F, Lin J, Esterhai JL, Fisher MB, Mauck RL. Improved meniscus integration via controlled degradation of the wound interface. Orthopaedic Research Society annual meeting 2013. Abstract #0562.

第十一章　半月板修复和重建的生物强化方法

引言

半月板对于膝关节的正常功能必不可缺。它帮助分散负荷，进而保护周围的关节软骨，并且帮助稳定膝关节[1,2]。半月板的损伤会破坏这些功能，造成透明软骨的损伤和骨关节炎（osteoarthritis，OA）（图 11.1）[3]。因为半月板损伤和骨关节炎有关联，人们开始重视通过半月板修复或替换来保留半月板的重要性。

半月板修复后的愈合速度取决于撕裂在膝关节内的位置（内侧 vs. 外侧），在半月板本身的位置（中间 vs. 外围），是否同时进行前交叉韧带（anterior cruciate ligament，ACL）重建。在外侧间室和在半月板外围，边缘宽度小于 3 mm 的撕裂更容易愈合[4]。据报道，在急性损伤的情况下，重建 ACL 后，半月板修复的成功率为 74% ~ 96%[5,6]。对于没有 ACL 重建的单纯半月板修复，愈合速度相对难以预测[7-9]。多数作者认为 ACL 重建术后愈合加快的原因是在胫骨和股骨钻骨道时所产生的关节内血肿导致了局部传送生长因子和凝血因子。另外在 ACL 损伤中的半月板撕裂有不同的性质，所以半月板修复可能会更加成功。ACL 损伤合并的半月板撕裂通常出现在半月板外周并且较少涉及退变组织。

因为人们观察到 ACL 重建后半月板愈合加速和认识到辅助生长因子的重要性，所以开始关注生物强化的半月板修复方法。关注的重点在生长因子和细胞治疗。当修复无法完成时应该考虑半月板移植。本章将会讲述半月板愈合的生物学，并且在此基础上讨论通过机械刺激、生长因子和基因治疗的方法来加强半月板修复。同时也将讨论目

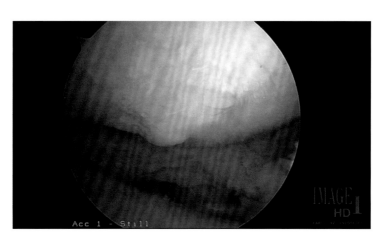

图 11.1　关节镜图像显示一个有外侧半月板缺失的患者，外侧股骨髁的软骨近乎完全缺失。在很多病例中，半月板损伤是造成软骨退变的重要因素，因为其增加了关节软骨所需承受的压力

前在半月板缺失的膝关节中半月板替代的选择方法。

半月板修复的生物学

半月板修复的愈合速度主要受撕裂位置的影响，因为只有外围 10%～25% 的半月板有直接来自半月板毛细血管丛（perimeniscal capillary plexus，PCP）的供血[10]。这个血管丛的供血来自膝外、内、中动脉，并且从膝关节囊和滑液里开始。半月板内部的细胞营养和废物交换依靠关节液的扩散[11]。供血对于愈合来说至关重要，因为血液中有可以促进修复过程的生长因子和凝血因子[12-14]。研究表明，当有这些因子，尤其是血小板衍生生长因子（PDGF）、转化生长因子-β(TGF-β)和粘连蛋白的时候，半月板纤维软骨细胞会被刺激增生并且产生细胞外基质[15-17]。

当撕裂发生在半月板外围的时候，就会形成含有炎性细胞的纤维蛋白凝块。PCP 渗入这个纤维蛋白凝块，运送能够帮助纤维软骨细胞分裂生长的干细胞和生长因子[18, 19]。一些在半月板愈合中起到作用的生长因子包括 PDGF、TGF-β、促生长因子（IGF-1）、血管内皮生长因子（VEGF）和碱性成纤维生长因子（bFGF）[19-21]。在牛的半月板组织中比较 bFGF、IGF-1、PDGF 和 TGF-β 对蛋白质和蛋白聚糖生成的影响，Imler 等发现这 4 种因子都会增加细胞的生成，其中 TGF-β 是最强的刺激剂[22]。炎性细胞因子，例如肿瘤坏死因子-α(TNF-α) 和白细胞介素-1(IL-1) 被发现对体外纤维软骨细胞的增殖有破坏的效果[23]。其他细胞因子，例如抗血管形成因子内皮抑制素也会限制半月板再生的能力。

机械性刺激

机械性地刺激受损伤的组织能够产生损伤反应，增加供血，是加速半月板愈合最简单的方法之一。最常见的方法是挫磨（图 11.2）和打孔。这些方法产生放射状定向的通道来促使血管和细胞从外周移到修复的地方。Ochi 等研究了挫磨对 TGF-β、PDGF、IL-1 1α 和增殖细胞核抗原 (PCNA) 在半月板股骨表面的影响[17]。他们发现在锉磨过后的表面上 IL-1 1α、TGF-β、PDGF 和 PCNA 的数量都在术后的 14 天内达到了峰值。很多研究都报道过在机械性刺激后半月板愈合的速度比没有机械性刺激的要快[25-27]。

纤维蛋白凝块

使用外源的纤维蛋白凝块是最早被研究的帮助半月板愈合的方法。在 1985 年，

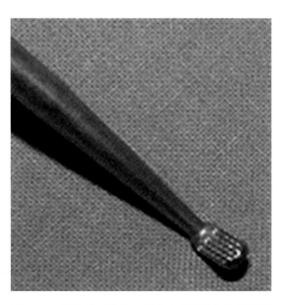

图 11.2 图片显示的是用于在半月板修复之前机械性刺激半月板的关节镜锉刀。锉刀用于增加修复处的供血

Weber 等证明了在促有丝分裂因子血肿的时候，兔半月板纤维软骨细胞能够增殖并且制造基质蛋白质[15]。在此基础上，Arnoczky 等研究了外源性血凝块对犬的无血管区半月板撕裂愈合率的影响[10]。分别在术后 3 个月和 6 个月的时候，他们发现了所有的缺损部分都已经被充满了类似纤维软骨的材料。在此之后临床开始使用纤维蛋白凝块。Van Trommel 等报道在加入了纤维蛋白凝块的外侧半月板撕裂修复手术后，二次关节镜检查发现所有患者都有愈合[28]。在 153 名伴或不伴有 ACL 撕裂的患者中，Henning 等报道了使用外源纤维蛋白凝块的患者愈合速度为 92%，相比之下没有使用的患者愈合速度则为 59%，得出结论：使用外源纤维蛋白凝块能够帮助单独的半月板撕裂愈合[29]。一个随机对照临床试验比较保守治疗、有骨道的半月镜缝线修复、关节镜下中心切除联合半月板内纤维蛋白凝块和关节镜下部分半月板切除术。在这个实验中，Beidert 等发现使用上面的治疗方法在术后随访的 MRI 中呈现正常或是接近正常的结果的比例为 75%、90%、43%、100%[30]。换句话说，接受半月板修复的组和应用纤维蛋白凝块的组临床和影像学的得分是最低的。然而这个研究中每一组都只有 12 个或更少的患者，研究的可实用性非常有限。

富血小板血浆

富血小板血浆（platelet-rich plasma，PRP）是含有高于生理水平的血小板浓度的自体物质（图 11.3）。这些血小板含有丰富的 PDGF、TGF-β、IGF-1、VEGF 和 bFGF。这些被认为能够激发愈合串联，促使血管生成、基质产生和细胞增殖[31-33]。Ishida 等展开了迄今为止最全面的关于 PRP 对半月板修复影响的基础科学和动物的研究[34]。通过明胶水凝胶（GH）向兔半月板软骨细胞中输送富血小板血浆（PRP）的体外实验发现：富血小板血浆中扩增培养出的生长因子（PDGF、TGF-β 和 VEGF）二聚糖的信使 RNA（mRNA）和蛋白聚糖的水平均高于贫血小板血浆。作者之后用同样的传送方法治疗兔半月板无血管区域直径为 1.5 mm 的缺损。在术后 4 周的时候，他们发现水凝胶还有存在，表明在这一期间生长因子从 PRP 洗脱。在术后 12 周时，有 PRP 水凝胶的组在组织学检查的分数比 PRP 水凝胶或是单独的水凝胶组的分数要高出很多[34]。

另一项研究检验了没有细胞的透明质酸胶原复合基质、富血小板血浆的基质、自体骨髓或自体间充质干细胞在兔半月板无血供区域 2 mm 缺损的治疗效果[35]。据作者报道，在术后 12 周的时候，实验组和对照组均有

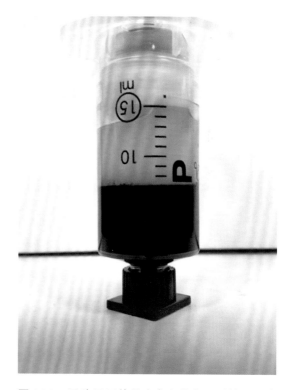

图 11.3 图片显示的是在离心分离之后的血液成分。3 层分别为红细胞（底层）、血小板和白细胞（中层），以及非细胞成分血浆（顶层）

有限的纤维软骨愈合反应。有趣的是，他们发现，与无细胞的植入物相比，无论是 PRP 还是骨髓基质均没有组织学方面的改善。

干细胞

在适当的情况下，多能间充质干细胞（multipotent mesenchymal stem cells，MSCs）有能力分化成很多不同的细胞谱系，所以是一个值得期待的半月板修复加强剂。MSCs 可以从骨髓[36]（图 11.4）、骨膜[37]、脂肪组织[38] 和主要关节的滑液里获取[39]。在软骨和半月板修复的研究中，通常使用一个细胞支架[40, 41] 将干细胞迁移到治疗的部位。

骨髓来源的干细胞

在兔半月板缺损的模型中使用自体的骨髓来源干细胞，Zellner 等研究比较了提前培养形成软骨的 MSCs 基质模型和没有提前培养的干细胞基质[35]。MSCs 提前培养在一

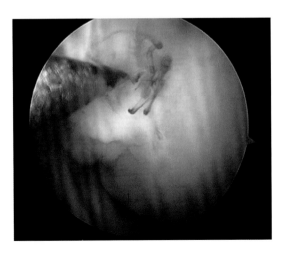

图 11.4　关节镜显示在内侧股骨髁进行的微骨折手术。这个方法能够将骨髓内的 MSCs 送达到半月板并且加强愈合

个形成软骨的培养基内，MSCs 被植入一个透明质酸酯和明胶的支架。他们发现提前培养的细胞能形成类似纤维软骨的组织，但却只能部分与原有组织融合。在另一方面，没有提前培养的 MSCs 基质在组织学切片研究中显示了更完整的填充状态和类似半月板的愈合[35]。其他使用不同动物模型和不同支架的研究都显示了使用骨髓 MSCs 的良好效果[42-44]。

另一个将 MSC 转移到半月板的方法是进行微骨折手术[45]。在 Freedman 等的文章中描述了使用普通的机械性刺激和由内向外半月板修复后应用微骨折手术的效果，而微骨折手术可以在任何半月板修复方法后使用。在修复之后，一个 45° 的微骨折钻从对侧入路进入。骨钻不断地穿过后交叉韧带位于髁间切迹起点下的骨骼，直到可以看到骨髓进入关节。关节镜下液体流动停止后，确定血流从微骨折部位流出[45]。

滑膜来源干细胞

很多研究都提倡使用滑膜来源干细胞，因为它们更容易获取且更容易在培养基中扩增[46]。Horie 等将提取自兔的自体间充质干细胞应用内于内侧半月板无血供的圆柱形缺陷区域并对其再生能力进行了相关研究[47]。在此过程中，每个膝关节内侧半月板的圆柱形无血供缺损区是通过关节切开的方法来完成的。实验组膝关节直接进行悬浮间充质干细胞注射，而对照组仅仅进行了生理盐水注射。他们发现 MSCs 组再生组织的数量在任意时间点都比对照组的高，并且在 4 周和 12 周时最显著，12 周和 24 周时，MSCs 组再生组织的质量也明显高于对照组。另一项将滑膜来源干细胞注入半月板被切除的小鼠膝关节的研究中，作者发现 MSCs 组能够更好地黏附在缺陷的地方，分化为半月板细胞并且促进半月板再生[47]。

脂肪来源干细胞

MSCs 的另一个来源是脂肪组织。Ruiz-Iban 使用脂肪来源干细胞（adipose-derived stem cells，ADSCs）在兔模型中研究半月板愈合加强作用[48]。使用对侧膝关节作为对照，他们在缝线修复后马上或是 3 周后直接将 MSCs 注入了撕裂处。结果显示加入 ADSCs 能够明显地增加愈合速度，在修复处发现之前注入的 ADSCs 分化出来的半月板纤维软骨。

半月板置换

半月板修复并不适用于所有情况，尤其是复杂的半月板撕裂。清除大片的半月板撕裂可能会造成半月板缺失。对不适合关节置换术的年轻患者来说，半月板移植是一个可行的选择。移植的选择包括同种异体半月板移植、胶原蛋白支架以及合成支架。

同种异体半月板移植

与胶原蛋白支架和合成支架不同，同种异体半月板移植可用于半月板完全缺失的情况（图 11.5a, b）。这个方法在中长期的术后随访中都显示了良好的结果。Saltzman 等在一项研究中对患者进行了单独的半月板移植及合并半月板移植的手术，报告指出膝关节功能评分上有显著改善，患者平均总体满意度为 8.8/10[49]。7 年的中期随访结果显示，总体成功率为 88%。另一项研究在伴或不伴胫骨高位截骨术（high tibial osteotomy，HTO）的患者中进行半月板移植，至少 10 年的术后随访结果发现所有试验组的改良 HSS 评分都有明显改善[50]。同时进行了 HTO 和内侧半月板移植（medial meniscus Transplantation，MMT）的试验组的功能评分比只进行了 MMT 的试验组更好。41% 的膝关节 X 线影像学没有恶化，36% 的膝关节在 MRI 上没有软骨进一步退变。当和关节软骨修复同时进行的时候，半月板移植所报道的失败率只有 12%[51]。Rue 等报道了半月板移植同时联合自体软骨植入（autologous chondrocyte Implantation，ACI）或同时联合骨软骨移植（osteochondral allograft，OA）的患者，在最少术后 2 年的随访中，76% 的患者对临床结果满意，90% 的患者认为如果再

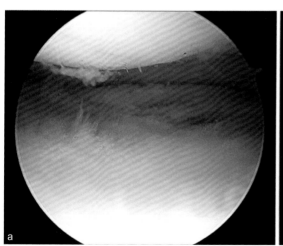
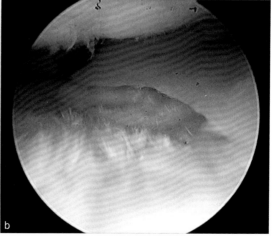

图 11.5　（a）显示一名 24 岁女性内侧间室半月板几乎全部被切除后关节镜下的图像。（b）同一间室大小匹配的同种半月板移植后并应用骨栓固定后的图像

让他们做决定他们还是会选择这个手术[52]。还有很多其他的研究也支持使用半月板移植来治疗半月板缺失。

胶原蛋白和合成半月板

与半月板同种异体移植不同，使用胶原蛋白半月板或是合成的半月板需要一个完整的前角和后角，以及一小部分可以供半月板固定住的外缘。Manaflex®或是胶原蛋白半月板移植物/CMI（ReGen Biologics, Hackensack, NJ, USA）是从牛的胶原蛋白中提取的，目前在美国还没有被批准使用。一个有8名患者的前期的报告显示其短期效果良好[56]。另一个多中心随机临床试验在300多名有急性或慢性半月板缺失的患者中将植入与半月板切除术相对比。平均术后随访59个月，作者发现在慢性组内，接受半月板移植的患者比对照组患者恢复了更多之前失去的功能。在急性半月板缺失组内，结果并没有显著的统计学差异。

合成半月板支架也有相关的研究。Actifit®（Orteq Bioengineering, London, UK）是一个专门为半月板替换所设计的可生物降解的聚氨基甲酸酯支架。在一个最近发表的系列研究中，52名有不可修复半月板缺陷的患者进行了合成支架的移植[58]。与术前相比，2年随访结果显示国际膝关节委员会（International Knee Documentation Committee, IKDC）评分、膝关节损伤与骨关节炎评分（Knee Injury and Osteoarthritis Outcome Score, KOOS）和Lysholm评分有显著改善。治疗失败率为17%，有9例移植的半月板出现严重的不良事件需要再次手术。

酶抑作用

膝关节的损伤会增加炎性因子。这些炎性因子能够增加酶催降解并且抑制基质生物合成[59]。研究表明IL-1能够在半月板修复界面抑制组织形成，进而降低半月板修复的能力[60-62]。Hennerbichler等从猪模型的内侧半月板外1/3中提取了圆柱形的提取物。这些提取物被立即分别放入有猪IL-1和没有猪IL-1的培养基中。在有IL-1的培养基中，虽然有活细胞，但是没有修复组织的痕迹[62]。现在还没有完全清楚IL-1阻止半月板愈合的机制。最新的证据表明可能和金属蛋白酶（matrix metalloproteinases, MMP）有关。McNulty等发现在IL-1存在的情况下，一个广谱的MMP抑制剂相比于没有MMP抑制剂，能够增加半月板修复的能力[63]。根据这些数据，目前正在研究用于增加半月板愈合速度的最佳细胞因子和（或）MMP抑制剂。

基因改造

一项研究半月板再生方法的研究涉及到应用病毒介导转移一个生长因子的互补脱氧核糖核酸（cDNA）到干细胞内[64]。这个研究表明了导入TGF-β1 cDNA到半月板组织的可行性[65, 66]。Goto等研究了使用基因改造的牛半月板细胞和培养在葡萄糖胺聚糖（GAG）-胶原基质的MSCs[67]。他们发现在3周的试管内培养后，将TGF-β1 cDNA加入细胞内能够增加细胞的密度并且提高蛋白聚糖和Ⅱ型胶原蛋白的合成。将模型放入牛没有血供的半月板损伤处，产生的修复组织能够修复损伤。作者得出的结论是将生长因子通过cDNA转导传递能够加强半月板的愈合和修复能力。

作者首选的治疗方法

在可能的情况下，尤其是年轻的患者，

半月板保留和修复优于半月板切除。对于小的可以被修复的半月板撕裂，使用全内缝合技术。对于更大的撕裂，比如桶柄样撕裂，使用普通的由内向外缝合技术加交替垂直褥式缝合方法。为了增强半月板修复后的愈合能力，在髁间切迹内进行微骨折手术（图11.4）。除此之外，有时也会在修复后的关节内注入 PRP。

病例报告

图 11.6a 显示的是一名 17 岁足球运动员扭伤后导致左膝外侧半月板桶柄样撕裂。术前的影像学检查提示单纯外侧半月板撕裂。术中检查证明轴移试验为阴性，并且前交叉韧带完好无损。因为涉及大面积撕裂并且患者年轻，所以用标准的由内向外缝合方法进行了半月板修复（图 11.6b）。术后经过髁间窝内微骨折联合的方法释放自体 MSCs 以加

快半月板的愈合。

结论

通过半月板修复和同种异体半月板移植保留半月板应该是每位术者治疗半月板疾病的目标。半月板修复，如果可以施行，依然是治疗半月板撕裂的最好方法。加强修复过程的多种技术和材料都已经被研究并证实，然而除了修复时的机械性刺激外，其他的方法都没有被大范围应用。在半月板缺失的情况下，同种异体半月板移植依旧是最常用的治疗方法。胶原蛋白与合成半月板支架，以及生长因子和干细胞的方法都存在争议，需要进一步的研究。

（原著：Geoffrey D. Abrams, Joshua D. Harris,
Anil K. Gupta, Frank A. McCormick,
Brian J. Cole）

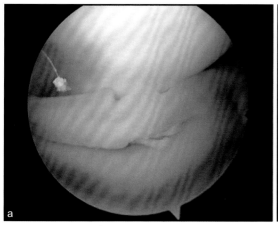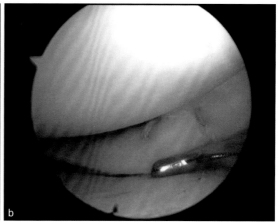

图 11.6　前外侧入路的关节镜图像显示外侧半月板外围的一个桶柄样撕裂修复前（a）和修复后（b），使用了由内向外半月板修复技术。修复后通过髁间窝内微骨折的方式引入自体 MSCs 来增强愈合能力

参考文献

1. Bedi A, Kelly NH, Baad M, et al. Dynamic contact mechanics of the medial meniscus as a function of radial tear, repair, and partial meniscectomy. J Bone Joint Surg Am. 2010;92:1398–408.

2. Ahn JH, Bae TS, Kang KS, et al. Longitudinal tear of the medial meniscus posterior horn in the anterior cruciate ligament-deficient knee significantly influences anterior stability. Am J Sports Med. 2011;39:2187–93.

3. Bonneux I, Vandekerckhove B. Arthroscopic partial lateral meniscectomy long-term results in athletes. Acta Orthop Belg. 2002;68:356–61.

4. Greis PE, Holmstrom MC, Bardana DD, et al. Meniscal injury: II. Management. J Am Acad Orthop Surg. 2002;10:177–87.

5. Toman CV, Dunn WR, Spindler KP, et al. Success of meniscal repair at anterior cruciate ligament reconstruction. Am J Sports Med. 2009;37:1111–5.

6. Tachibana Y, Sakaguchi K, Goto T, et al. Repair integrity evaluated by second-look arthroscopy after arthroscopic meniscal repair with the FasT-Fix during anterior cruciate ligament reconstruction. Am J Sports Med. 2010;38:965–71.

7. Logan M, Watts M, Owen J, et al. Meniscal repair in the elite athlete: results of 45 repairs with a minimum 5-year follow-up. Am J Sports Med. 2009;37:1131–4.

8. Majewski M, Stoll R, Widmer H, et al. Midterm and long-term results after arthroscopic suture repair of isolated, longitudinal, vertical meniscal tears in stable knees. Am J Sports Med. 2006;34:1072–6.

9. Haas AL, Schepsis AA, Hornstein J, et al. Meniscal repair using the FasT-Fix all-inside meniscal repair device. Arthroscopy. 2005;21:167–75.

10. Arnoczky SP, Warren RF. Microvasculature of the human meniscus. Am J Sports Med. 1982;10:90–5.

11. Gershuni DH, Hargens AR, Danzig LA. Regional nutrition and cellularity of the meniscus. Implications for tear and repair. Sports Med. 1988;5:322–7.

12. Lee SY, Niikura T, Reddi AH. Superficial zone protein (lubricin) in the different tissue compartments of the knee joint: modulation by transforming growth factor beta 1 and interleukin-1 beta. Tissue Eng Part A. 2008;14:1799–808.

13. Bhargava MM, Hidaka C, Hannafin JA, et al. Effects of hepatocyte growth factor and platelet-derived growth factor on the repair of meniscal defects in vitro. In Vitro Cell Dev Biol Anim. 2005;41:305–10.

14. Kamimura T, Kimura M. Repair of horizontal meniscal cleavage tears with exogenous fibrin clots. Knee Surg Sports Traumatol Arthrosc. 2011;19:1154–7.

15. Webber RJ, Harris MG, Hough Jr AJ. Cell culture of rabbit meniscal fibrochondrocytes: proliferative and synthetic response to growth factors and ascorbate. J Orthop Res. 1985;3:36–42.

16. Tumia NS, Johnstone AJ. Platelet derived growth factor-AB enhances knee meniscal cell activity in vitro. Knee. 2009;16:73–6.

17. Ochi M, Uchio Y, Okuda K, et al. Expression of cytokines after meniscal rasping to promote meniscal healing. Arthroscopy. 2001;17:724–31.

18. Nakata K, Shino K, Hamada M, et al. Human meniscus cell: characterization of the primary culture and use for tissue engineering. Clin Orthop Relat Res. 2001:S208–18.

19. Scordino LE, Deberardino TM. Biologic enhancement of meniscus repair. Clin Sports Med. 2012;31:91–100.

20. Petersen W, Pufe T, Starke C, et al. Locally applied angiogenic factors—a new therapeutic tool for meniscal repair. Ann Anat. 2005;187:509–19.

21. Makris EA, Hadidi P, Athanasiou KA. The knee meniscus: structure–function, pathophysiology, current repair techniques, and prospects for regeneration. Biomaterials. 2011;32:7411–31.

22. Imler SM, Doshi AN, Levenston ME. Combined effects of growth factors and static mechanical compression on meniscus explant biosynthesis. Osteoarthritis Cartilage. 2004;12:736–44.

23. Riera KM, Rothfusz NE, Wilusz RE, et al. Interleukin-1, tumor necrosis factor-alpha, and transforming growth factor-beta 1 and integrative meniscal repair: influences on meniscal cell proliferation and migration. Arthritis Res Ther. 2011;13:R187.

24. Hoberg M, Schmidt EL, Tuerk M, et al. Induction of endostatin expression in meniscal fibrochondrocytes by co-culture with endothelial cells. Arch Orthop Trauma Surg. 2009;129:1137–43.

25. Zhang Z, Arnold JA, Williams T, et al. Repairs by trephination and suturing of longitudinal injuries in the avascular area of the meniscus in goats. Am J Sports Med. 1995;23:35–41.

26. Uchio Y, Ochi M, Adachi N, et al. Results of rasping of meniscal tears with and without anterior cruciate ligament injury as evaluated by second-look arthroscopy. Arthroscopy. 2003;19:463–9.

27. Henning CE, Lynch MA, Clark JR. Vascularity for healing of meniscus repairs. Arthroscopy. 1987;3:13–8.

28. van Trommel MF, Simonian PT, Potter HG, et al. Arthroscopic meniscal repair with fibrin clot of complete radial tears of the lateral meniscus in the avascular zone. Arthroscopy. 1998;14:360–5.

29. Henning CE, Lynch MA, Yearout KM, et al. Arthroscopic meniscal repair using an exogenous fibrin clot. Clin Orthop Relat Res. 1990:64–72.

30. Biedert RM. Treatment of intrasubstance meniscal lesions: a randomized prospective study of four different methods. Knee Surg Sports Traumatol Arthrosc. 2000;8:104–8.

31. Foster TE, Puskas BL, Mandelbaum BR, et al. Platelet-rich plasma: from basic science to clinical applications. Am J Sports Med. 2009;37:2259–72.

32. Eppley BL, Woodell JE, Higgins J. Platelet quantification and growth factor analysis from platelet-rich plasma: implications for wound healing. Plast Reconstr Surg. 2004;114:1502–8.

33. Delos D, Rodeo SA. Enhancing meniscal repair through biology: platelet-rich plasma as an alternative

strategy. Instr Course Lect. 2011;60:453–60.

34. Ishida K, Kuroda R, Miwa M, et al. The regenerative effects of platelet-rich plasma on meniscal cells in vitro and its in vivo application with biodegradable gelatin hydrogel. Tissue Eng. 2007;13:1103–12.

35. Zellner J, Mueller M, Berner A, et al. Role of mesenchymal stem cells in tissue engineering of meniscus. J Biomed Mater Res A. 2010;94:1150–61.

36. Prockop DJ. Marrow stromal cells as stem cells for nonhematopoietic tissues. Science. 1997;276:71–4.

37. De Bari C, Dell'Accio F, Vanlauwe J, et al. Mesenchymal multipotency of adult human periosteal cells demonstrated by single-cell lineage analysis. Arthritis Rheum. 2006;54:1209–21.

38. Zuk PA, Zhu M, Ashjian P, et al. Human adipose tissue is a source of multipotent stem cells. Mol Biol Cell. 2002;13:4279–95.

39. De Bari C, Dell'Accio F, Tylzanowski P, et al. Multipotent mesenchymal stem cells from adult human synovial membrane. Arthritis Rheum. 2001; 44:1928–42.

40. Gu Y, Zhu W, Hao Y, et al. Repair of meniscal defect using an induced myoblast-loaded polyglycolic acid mesh in a canine model. Exp Ther Med. 2012;3:293–8.

41. Maher SA, Rodeo SA, Potter HG, et al. A pre-clinical test platform for the functional evaluation of scaffolds for musculoskeletal defects: the meniscus. HSS J. 2011;7:157–63.

42. Pabbruwe MB, Kafienah W, Tarlton JF, et al. Repair of meniscal cartilage white zone tears using a stem cell/collagen-scaffold implant. Biomaterials. 2010;31:2583–91.

43. Izuta Y, Ochi M, Adachi N, et al. Meniscal repair using bone marrow-derived mesenchymal stem cells: experimental study using green fluorescent protein transgenic rats. Knee. 2005;12:217–23.

44. Angele P, Johnstone B, Kujat R, et al. Stem cell based tissue engineering for meniscus repair. J Biomed Mater Res A. 2008;85:445–55.

45. Freedman KB, Nho SJ, Cole BJ. Marrow stimulating technique to augment meniscus repair. Arthroscopy. 2003;19:794–8.

46. Yoshimura H, Muneta T, Nimura A, et al. Comparison of rat mesenchymal stem cells derived from bone marrow, synovium, periosteum, adipose tissue, and muscle. Cell Tissue Res. 2007;327:449–62.

47. Horie M, Driscoll MD, Sampson HW, et al. Implantation of allogenic synovial stem cells promotes meniscal regeneration in a rabbit meniscal defect model. J Bone Joint Surg Am. 2012;94:701–12.

48. Ruiz-Iban MA, Diaz-Heredia J, Garcia-Gomez I, et al. The effect of the addition of adipose-derived mesenchymal stem cells to a meniscal repair in the avascular zone: an experimental study in rabbits. Arthroscopy. 2011;27:1688–96.

49. Saltzman BM, Bajaj S, Salata M, et al. Prospective long-term evaluation of meniscal allograft transplantation procedure: a minimum of 7-year follow-up. J Knee Surg. 2012;25:165–75.

50. Verdonk PC, Verstraete KL, Almqvist KF, et al. Meniscal allograft transplantation: long-term clinical results with radiological and magnetic resonance imaging correlations. Knee Surg Sports Traumatol Arthrosc. 2006;14:694–706.

51. Harris JD, Cavo M, Brophy R, et al. Biological knee reconstruction: a systematic review of combined meniscal allograft transplantation and cartilage repair or restoration. Arthroscopy. 2011;27:409–18.

52. Rue JP, Yanke AB, Busam ML, et al. Prospective evaluation of concurrent meniscus transplantation and articular cartilage repair: minimum 2-year follow-up. Am J Sports Med. 2008;36:1770–8.

53. van der Wal RJ, Thomassen BJ, van Arkel ER. Long-term clinical outcome of open meniscal allograft transplantation. Am J Sports Med. 2009;37:2134–9.

54. Marcacci M, Zaffagnini S, Marcheggiani Muccioli GM, et al. Meniscal allograft transplantation without bone plugs: a 3-year minimum follow-up study. Am J Sports Med. 2012;40:395–403.

55. Kim JM, Lee BS, Kim KH, et al. Results of meniscus allograft transplantation using bone fixation: 110 cases with objective evaluation. Am J Sports Med. 2012;40:1027–34.

56. Rodkey WG, Steadman JR, Li ST. A clinical study of collagen meniscus implants to restore the injured meniscus. Clin Orthop Relat Res. 1999:S281–92.

57. Rodkey WG, DeHaven KE, Montgomery III WH, et al. Comparison of the collagen meniscus implant with partial meniscectomy. A prospective randomized trial. J Bone Joint Surg Am. 2008;90:1413–26.

58. Verdonk P, Beaufils P, Bellemans J, et al. Successful treatment of painful irreparable partial meniscal defects with a polyurethane scaffold: two-year safety and clinical outcomes. Am J Sports Med. 2012;40: 844–53.

59. Hopkins SJ, Humphreys M, Jayson MI. Cytokines in synovial fluid. I. The presence of biologically active and immunoreactive IL-1. Clin Exp Immunol. 1988; 72:422–7.

60. Ferretti M, Madhavan S, Deschner J, et al. Dynamic biophysical strain modulates proinflammatory gene induction in meniscal fibrochondrocytes. Am J Physiol Cell Physiol. 2006;290:C1610–5.

61. Wilusz RE, Weinberg JB, Guilak F, et al. Inhibition of integrative repair of the meniscus following acute exposure to interleukin-1 in vitro. J Orthop Res. 2008;26:504–12.

62. Hennerbichler A, Moutos FT, Hennerbichler D, et al. Interleukin-1 and tumor necrosis factor alpha inhibit repair of the porcine meniscus in vitro. Osteoarthritis Cartilage. 2007;15:1053–60.

63. McNulty AL, Weinberg JB, Guilak F. Inhibition of matrix metalloproteinases enhances in vitro repair of the meniscus. Clin Orthop Relat Res. 2009;467:1557–67.

64. Evans CH, Robbins PD. Genetically augmented tissue engineering of the musculoskeletal system. Clin Orthop Relat Res. 1999:S410–8.

65. Goto H, Shuler FD, Niyibizi C, et al. Gene therapy for meniscal injury: enhanced synthesis of proteoglycan and collagen by meniscal cells transduced with a

TGFbeta(1)gene. Osteoarthritis Cartilage. 2000;8: 266–71.

66. Goto H, Shuler FD, Lamsam C, et al. Transfer of lacZ marker gene to the meniscus. J Bone Joint Surg Am. 1999;81:918–25.

67. Steinert AF, Palmer GD, Capito R, et al. Genetically enhanced engineering of meniscus tissue using ex vivo delivery of transforming growth factor-beta 1 complementary deoxyribonucleic acid. Tissue Eng. 2007;13:2227–37.

第十二章　半月板修复后的康复治疗

康复治疗的基本原则

半月板修复后的康复治疗不仅要了解手术和患者特有的病理，还需要对下肢的解剖学和生物力学有着透彻的理解。本章涉及的准则适用于单纯半月板修复的患者，所以需要对任何伴发其他损伤或施行其他手术患者的康复方案进行调整。康复治疗的目的是恢复最大化的功能并造成最小化的损伤，促进修复组织的愈合。

在术后，物理治疗师应该考虑半月板撕裂的类型、位置和大小。这些因素会影响负重和限制膝关节活动的时间。半月板外周撕裂的修复能够很快地愈合是因为有充足的血供，然而更复杂或者内侧撕裂则愈合缓慢并且需要长时间保护其不受到应力的损伤[1]。限制负重是为了避免压力和剪切力破坏早期康复过程中的半月板[1]。对于放射性撕裂的患者，过早过多的承重会破坏修复的位置[1]。前面讲过，半月板外周撕裂的愈合速度更快，然而复杂多维的延伸至半月板中 1/3 的修复愈合则更为缓慢[2]。软骨退变的程度可以通过与医生交流或是从手术报告中获取，它也是术后康复时要考虑的一个重要因素，应该由康复理疗师或手术报告决定。

半月板术后的物理理疗可以被分为早期（术后急性和亚急性）和后期（恢复功能并回到赛场或工作岗位）。与膝关节其他术后康复锻炼方案类似（例如前交叉韧带重建手术），具体的目标和术后的时间可被用来决定康复的进程。最近更为强调条件化的康复进程，即患者根据更加个体化的康复节奏进行康复锻炼，同时兼顾组织的愈合。值得注意的是，以下的康复日程有大概的时间轴，但是患者必须要首先达到上一阶段目标后才能进入下一段。半月板修复术后的康复锻炼详见表 12.1。在康复锻炼的这段时期，理疗师应该不断地观察膝关节的积液、疼痛、步态、膝关节活动度、髌骨活动能力、力量、灵活性以及任何与半月板撕裂相关的关节体征[2]。物理治疗的同时也在家里进行锻炼对获得较好的疗效至关重要。

第一阶段：术后（1~4周）

术后的第一阶段从手术后开始到大约术后 1 个月的时候结束。刚开始，患者拄双拐，术后长腿支具将膝关节锁在完全伸直的体位。在前 4 周的时候限制负重能够保护修复处并且增加愈合能力。一般来说，对于外周撕裂的修复，患者可以在第一阶段达到从脚尖触地负重到 50% 负重。对于更为复杂和放射性的撕裂，患者可以达到从脚尖触地负重到 25% 负重。对于放射状撕裂，有报道表明负重可能会使半月板撕裂修复处产生移位，所以负重的预防措施与复杂撕裂的负重预防措施相似[3]。然而，提前施加生理负荷能够和骨折一样对半月板产生益处，并且可能对愈合帮助[4]。在膝关节活动度的训练中，膝关节护具的角度从 0° 打开到 90°。一个月的时候不鼓励膝关节屈曲超过 90°，因为这样的动作可能会造成股骨后滚，增加修

表 12.1　半月板修复术后的康复方案 [1]　　　　　　　　　　　　　　　　　　　　　　　　　　　续表

第一阶段：术后阶段

目标

- 促进半月板修复愈合
- 减少疼痛
- 处理关节积液
- 增加负重
- 术后 2 周膝关节活动度逐渐达到 90°，术后 4 周达到 120°
- 恢复股四头肌锻炼

术后 1～2 周

石膏	术后长腿石膏固定
活动度目标	0°～90°
负重	边缘裂：正常负重的 50%
	复杂撕裂：正常负重的 25%
干预措施	活动髌骨
	LE 灵活性锻炼
	股四头肌锻炼 /SLR/ 膝关节主动伸直范围锻炼
	神经肌肉电刺激
	踝泵
	冰敷 / 按压 / 抬腿

术后 3～4 周

石膏	术后长腿石膏固定
活动度目标	0°～120°
负重	边缘裂：正常负重的 75%；复杂撕裂：正常负重的 50%～75%
干预措施	活动髌骨
	LE 灵活性锻炼
	股四头肌锻炼 /SLR/ 膝关节主动伸直范围锻炼
	神经肌肉电刺激
	踝泵
	HR/ 倚墙滑动（边缘撕裂）
	冰敷 / 按压 / 抬腿

第二阶段：早期康复阶段

目标

- 逐渐增加膝关节活动度至正常屈伸
- 最大程度减少直至消除关节积液
- 减少疼痛
- 增加负重
- 增加力量
- 改善平衡和本体感觉
- 最大程度纠正步态异常直至正常

术后 5～6 周

石膏	术后长腿石膏固定
活动度目标	0°～135°
负重	边缘裂：正常负重
	复杂撕裂：正常负重的 75%
干预措施	活动髌骨
	LE 灵活性锻炼
	股四头肌锻炼 /SLR
	神经肌肉电刺激
	伸膝 90°～30°
	压腿 70°～10°（边缘裂）
	迷你蹲 /HR/ 倚墙滑动
	冰敷 / 按压 / 抬腿

术后 7～8 周

活动度目标	活动度完全正常
负重	正常负重
干预措施	股四头肌锻炼 /SLR
	伸膝 90°～30°
	髋关节多维度活动锻炼（屈曲 / 内收 / 外展 / 伸直）
	蜷腿
	压腿 70°～10°（边缘裂）
	迷你蹲 /HR/ 倚墙滑动
	侧向迈步
	本体感觉
	动感单车运动
	冰敷 / 按压 / 抬腿

第三阶段：功能进展阶段

目标

- 改善下肢力量
- 增强本体感觉、肢体平衡以及神经肌肉的控制
- 提高肌肉耐力
- 恢复肢体信心和功能

术后 9～12+ 周

干预措施	LE 灵活性锻炼
	股四头肌锻炼 /SLR
	伸膝 90°～30°
	髋关节多维度活动锻炼（屈曲 / 内收 / 外展 / 伸直）
	蜷腿
	压腿 70°～10°

续表

| 迷你蹲 / HR/ 倚墙滑动 |
| Lunges |
| 跳绳 / 弹力带行走 |
| 本体感觉 |
| 扰动性训练 |
| 动感单车运动 |
| 游泳 |
| 爬楼梯 |
| 冰敷 / 按压 / 抬腿 |

第 4 阶段：恢复活动阶段

目标
- 正常的下肢力量
- 增强肌肉力量和耐力
- 改善神经肌肉控制
- 完成奔跑运动
- 进行特定的运动训练
- 逐渐恢复无限制的运动

术后 4~6+ 月

干预措施	LE 灵活性锻炼
	伸膝 90°~30°
	髋关节多维度活动锻炼（屈曲 / 内收 / 外展 / 伸直）
	蜷腿
	压腿 70°~10°
	迷你蹲 / HR/ 倚墙滑动
	本体感觉
	动感单车运动
	游泳
	爬楼梯
	跑步
	边缘裂术后 4 个月
	复杂撕裂术后 6 个月
	强化训练
	边缘裂术后 4~6 个月
	复杂撕裂术后 6~9 个月

复处所承受的应力。冰敷、加压包扎和抬高患肢能够缓解膝关节积液和疼痛。患者应该在术后的前 10~14 天内每 1~2 小时在关节上敷冰 10~15 分钟。

在术后 2 周以内开始正式的物理康复训练。膝关节活动度（range of motion，ROM）的训练也在这个时候开始进行，目标是取得更好的组织被动延伸性并且同时减少疼痛和炎症反应。手术医生可能会推荐使用一个持续被动活动器（continuous passive motion machine，CPM）以在愈合组织受到最小的压力下尽快恢复关节活动度。仰卧被动脚跟滑动和倚墙滑动（图 12.1）。这些运动每天练习 3~5 组，每组重复 5~10 次，每次做 10~15 秒。尽早恢复膝关节的活动度可以预防半月板萎缩，并减少胶原蛋白的流失[3]。在 2 周时膝关节屈曲应该能达到 90°，在 4 周的时候就应该能达到 120°。作者建议在这一段时期避免主动的膝关节屈曲来减少膝关节后内侧角的肌腱拉伤。这个时期同时还应该进行手法下的轻柔的被动膝关节屈曲练习和髌骨锻炼。

恢复膝关节被动伸直对恢复正常步态和减少并发症非常重要。此外，当膝关节完全伸直的时候，半月板纵向撕裂修复后缝合处承受的压力最小。此时可以进行被动的膝关节伸直练习，如足跟滑动和俯卧悬空（图12.2）。每 1~2 小时进行 5~10 分钟。在没有负重的时候也可以进行腘绳肌、腓肠肌拉伸。进行了前角修复的患者应该避免膝关节过伸。

患者应该能够在膝关节伸直的时候进行主动的股四头肌收缩，我们能够观察到髌骨滑动。使用神经肌肉刺激（neuromuscular electric stimulation，NMES）能够提高股四头肌的收缩。NMES 的好处是它能够直接动员运动神经元进而提高股四头肌的肌力[5]。NMES 的电极放在股四头肌的外侧近端和内侧远端，患者坐直，膝关节大概屈曲 60°（图 12.3）。建议使用的参数为 2500 Hz；75bursts/s；2-s ramp；10-s on，50-s rest；强度达到能承受的最高级别；每次 10 个收缩[6]。直腿抬高也是在这一阶段恢复股四头

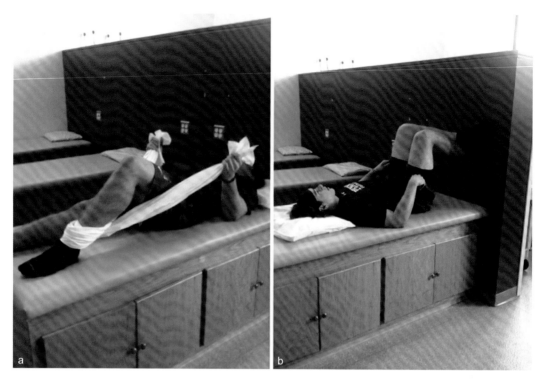

图 12.1　仰卧位被动脚跟滑动（a）和倚墙滑动（b）设计用于被动地锻炼膝关节屈曲活动度。这两个康复动作对髌腱损伤最小

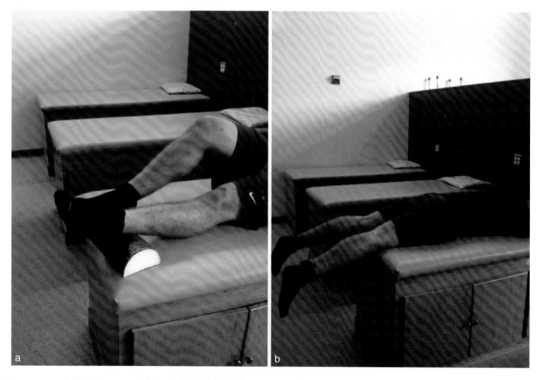

图 12.2　仰卧位被动足跟滑动（a）和俯卧位悬空（b）是增加膝关节被动伸直时活动度 (ROM) 的主要练习方式。在锻炼期间，低负荷长时间地牵拉膝关节有益于达到与健侧一样的活动度。在俯卧位悬空（b），髌骨位置固定作为支撑，指导患者保持髋关节在水平面上，以免发生近端旋转，可以在踝关节处增加负重作为增强练习

肌力量的很好练习，要求患者踝关节背屈，并且保持等长的股四头肌收缩姿势，然后再将腿抬高大概 8 英寸，如果没有伸膝迟滞的话可以增加阻力。

第 3～4 周或是当患者手术侧可以做到 50% 负重的时候，患者就可以开始负重训练了。两侧腓肠肌抬高的运动可以加强腓肠肌和比目鱼肌的力量。对于外周半月板撕裂修复的患者，封闭式的运动链练习能够保护半月板并且减小髌骨疼痛[1]。前面提到过，膝关节屈曲的角度越大，半月板所承受的拉力就越强。在康复训练的早期，我们应该平衡负重和膝关节屈曲的练习[3]。深蹲能够对纵向的半月板撕裂修复处造成很大的剪切应力，也是桶柄样撕裂形成的重要原因[7, 8]。所以最好在前 12 周都避免深蹲和胫骨扭转。

第二阶段：早期康复（5～8 周）

患者需要达到膝关节 ROM 标准，有能力主动直腿抬高并没有伸膝迟滞，同时只有少量的膝关节积液和疼痛，达到了这些目标之后才能进入下一阶段。如果理疗师认为需要，应继续保持第一阶段的所有练习直至达到预想的活动度和力量。在术后第 8 周的时候，膝关节应恢复完全的活动范围，如果不能达到，则继续进行手法的被动练习。

在术后 5～6 周的时候开始开放式的运动链力量练习。膝关节伸直缓慢抗阻训练的活动范围应该限制在 90° 到 30° 之间以减少髌股关节的应力[10]。封闭式运动链练习，比如半蹲和靠墙坐（图 12.4）应该在术后第 7～8 周时开始，同时避免膝关节屈曲超过

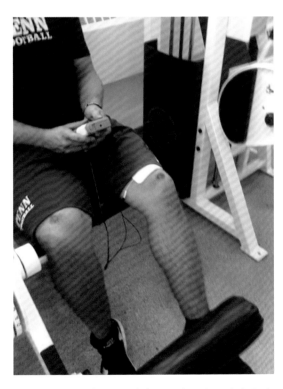

图 12.3　建议将 NMES 放在股四头肌上，患者取坐位，膝关节大约屈曲 60°

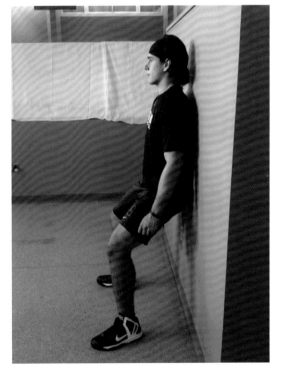

图 12.4　靠墙坐半蹲练习锻炼股四头肌，患者膝关节屈曲不能超过 60° 以避免修复处的应力

60° 以避免修复处的应力。

在外侧半月板修复的患者中，腘绳肌强化练习从 0° 到 90°，在术后第 5 和第 6 周时开始。对于更复杂的修复，腘绳肌的强化练习可以从第 7 和第 8 周开始。此外，应该注意在抗阻下屈曲小腿，因为半膜肌的止点在后内侧关节囊，所以会对内侧修复处造成牵拉。进行这个动作时应该小心，应该在直立状态下无阻力屈曲膝关节，然后再在踝关节增加重量（图 12.5）。

作者建议在接下来的几周，为了减小腘绳肌承受的应力，膝关节屈曲锻炼应该双下肢同时进行。

在术后第 7~8 周的时候应该加入一些其他的练习，比如股四头肌和髂胫束灵活性的训练[1]、原地脚踏车和本体感觉的训练。

第三阶段：功能进展（9~12 周 + ）

本阶段的目的是增加受伤肢体的本体感觉和神经肌肉控制，同时加强整个下肢的力量。增强身体核心肌肉和远端肌肉的力量可以为下肢提供稳定而最大化的功能。在这个阶段，膝关节 ROM 应该达到完全正常，并且只有轻度的积液，没有疼痛等症状。游泳前打水训练可以增加肌肉的耐力和状态。

这一阶段可以加入更多的封闭式运动，如弓箭步与运动绳（耐力）练习（图 12.6）。正确的训练技术和姿势非常重要，尤其是在封闭式运动链训练中，因为不当的用力会增加患者再次受伤的风险。

因为半月板有本体感觉方面的功能，所

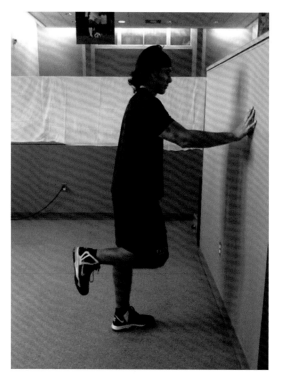

图 12.5　腘绳肌腱的加强训练从 0° 到 90°，患者直立状态下无阻力屈曲膝关节，然后慢慢在踝关节增加重量。患者的髋部和骨盆保持中立位

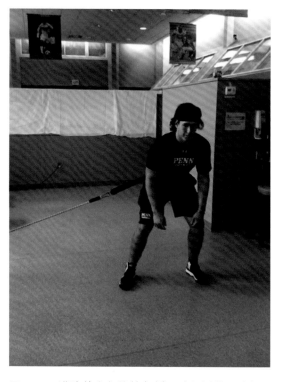

图 12.6　进阶的康复锻炼包括运动绳训练（耐力）。改进的方法包括横移（见图）、后移、前移以及多方向移动

以半月板术后康复训练应该锻炼患者的平衡性、稳定性和协调性[11]。不同的体位（单腿站立、运动或者与工作相关）、不同的表面（泡沫、摆动板、斜板等）和不同的运动规律都可以加入恢复患者本体感觉的练习当中（图12.7）[12]。Ihara、Nakayama[13]和Wojtys等[14]发现ACL缺失的患者通过本体感觉和敏捷性训练很大程度上可以改善肌肉的反应时间。

第四阶段：恢复运动水平（4个月＋）

康复训练的最后一阶段对于运动员回归体育赛场最重要。开始第四阶段需要完全恢复膝关节的ROM，没有疼痛和关节积液，临床体检结果满意，股四头肌力量大于或等于对侧腿的75%，腘绳肌和股四头肌的比例大于或等于66%，以及功能性的站立试验（s）大于或等于对侧腿的70%。本阶段半月板外周撕裂的患者比复杂撕裂的患者康复得更快。

可以在外周撕裂第20周时开始跑步训练，对于复杂的撕裂则可以在第30周的时候开始。跑步训练开始几个星期以后就可以慢慢增强。复杂撕裂在术后6个月的时候开始增强训练，放射性撕裂在术后9个月的时候开始。虽然增强式训练在恢复肌肉力量和功能方面非常有效，但是和其他练习相比对修复处施加了巨大应力，所以一般要在几个月后开始这个训练。负重的类型可以从内-外负荷变为旋转负荷再变为减速负荷。Heckman等[1]倡议外周撕裂和复杂撕裂的患者在术后6个月时加入增强式训练，放射性撕裂的患者在术后9个月时加入增强式

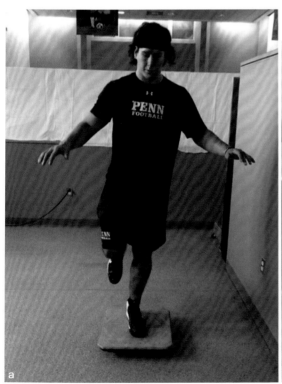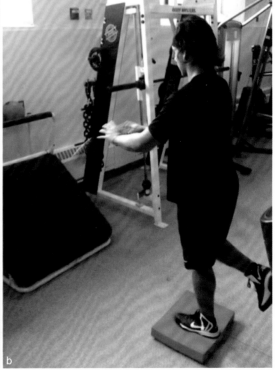

图12.7　康复训练计划应该包括一些本体感受的练习，通过不同的体位、表面和运动模式来练习本体感觉。可以在不平稳的表面上，如倾斜板，练习单腿站立（a），且可以同时结合动态的锻炼，如抛球的时候练习单腿支撑（b）

训练。

当患者想早日回归到激烈的活动中时，比如对抗性练习、慢跑、深蹲或者轴移的时候，需要非常地谨慎。半月板可能会出现二次撕裂，尤其是在术后前 4~6 个月的时候 [2]。

回到运动赛场

与 ACL 重建之后回到运动赛场一样，患者需要进行功能测试才能再次跑步或是没有限制的运动。功能测试能够让医生评估患者所能承受的剪切力和压力，同时评估患者可能会造成的生物力学损伤。应该在开始跑步训练或者回到运动场之前对患者进行单腿

弹跳测试，双腿、单腿蹲起测试，星型平衡测试（动态平衡评估）。双腿、单腿蹲起测试应该检查下蹲深度、动作的质量和是否存在疼痛。如果做这个动作，或是快做完的时候有疼痛感，说明这个时候还不能承受这样的压力。虽然生物力学方面存在"危险"，比如动态外翻并不是回归的禁忌，然而需要在接下来的训练中进行改正。

一般来说，应该在开始跑步训练之前进行单脚跳的测试（图 12.8）。在回归体育运动之前进行测试能够显示患者是否有充足的准备回归到没有限制的运动中。测试包括一定距离的单脚跳、三次单侧连续跳、单侧交叉跳、6 米计时跳。在康复后期应该仔细地考虑患者所选的运动项目对膝关节造成的生

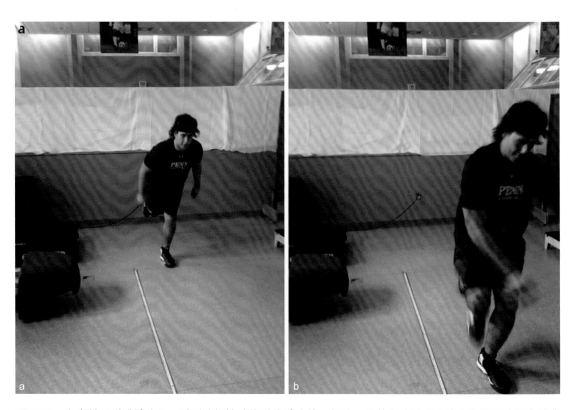

图 12.8　患者单腿弹跳试验是一系列功能性肢体弹跳试验的一部分，为恢复奔跑和（或）达到运动标准做准备。要求患者用一条腿开始弹跳（a），同一条腿落地且能保持平衡（b）。分别记录两条腿单腿弹跳的距离，然后用来计算肢体对称性指数。患者在做这个测试之前应该有正常的膝关节 ROM、足够的力量、没有疼痛和关节积液，良好的神经肌肉控制和满意的临床查体结果

物力学影响。

在后面几个阶段的康复训练中，患者选择的运动或活动应该考虑生物力学的因素。强度、灵活性、敏捷度、力量和速度的训练对于患者恢复最佳下肢功能是很必要的，且康复干预措施应该具体到完成每个活动或运动规定的要求。

双腿近乎完美的对称是患者回归运动的目标。在力量和功能测试方面应该至少能够达到对侧腿的90%，近似的活动度，在跑步训练或是其他与体育相关的活动中没有疼痛或是困难。分等级的训练，尽量模仿患者平时做的运动，能够帮助患者尽可能地回归到最高的功能水平。

危险信号

康复训练的进度应该根据患者的进步速度、手术的严重性以及患者想要达到的运动水平而定。然而理疗师应该注意一些需要告知医生的危险信号。这些信号包括小腿肚疼痛、水肿、触痛、皮温升高和足背动脉搏动减弱，可能是深静脉血栓的体征。静脉炎更易出现在由内向外缝合的修复方法后，因为术中切开了一个后内侧或后外侧切口。如果出现明显的关节积液、发热、患肢不情愿负重的情况，应与外科医生联系。如果患者出现机械性症状（比如卡压、绞锁）可能提示修复的部位受损，应与医生联系。失败的半月板撕裂可能是有症状的也可能是没有临床症状的[15]，然而经常检查患者的情况能够使医生觉察到大多数的异常情况。

其他考量

前面提到过，半月板修复通常和其他软组织、韧带或是软骨损伤的修复同时进行。所以在康复的过程中，我们应该考虑正在愈合的结构并且将其所承受的压力、拉力和剪切力降到最低。例如想要进行股四头肌的加强训练，然而患者在半月板修复之外还做了ACL重建手术，应该避免开放式运动链的训练以避免对正在愈合的ACL施加剪切力。在这些病例中，应该使用最保守的方法来保护所有正在愈合的组织。另外，ACL缺乏的桶柄样撕裂的患者，可能需要分段进行手术。先进行半月板修复，然后在康复之后进行ACL重建。在这种情况下，康复的目标就是恢复活动范围，重点在伸直功能和功能限制内的肌肉力量[15]。

膝关节的内翻和外翻可能会分别增加内侧和外侧间室的压力。增加的压力可能会影响半月板修复后的愈合，所以对这些患者使用免负重支具很重要[3]，它可以减少股胫关节所承受的压力。患者是否使用支具由手术医生的偏好来决定。

总结

半月板修复术后的康复训练应该在患者的预期值、撕裂的特点和手术过程的基础上进一步制订个体化的康复方案。患者应该持续关注康复过程中的危险动作，同时在适当的时候对相关结构进行保护。手术医生与康复理疗师的沟通能够确保康复计划的安全实施。

（原著：Brian Eckenrode, Marisa Pontillo）

参考文献

1. Heckmann TP, Barber-Westin SD, Noyes FR. Meniscal repair and transplantation: indications, techniques, rehabilitation, and clinical outcome. J Orthop Sports Phys Ther. 2006;36(10):795–814.
2. Noyes FR, Heckmann TP, Barber-Westin SD. Meniscus repair and transplantation: a comprehensive update. J Orthop Sports Phys Ther. 2012;42(3): 274–90.
3. Brotzman SB, Wilk KE. Clinical orthopaedic reha-

bilitation. 2nd ed. Philadelphia, PA: Mosby; 2003.

4. Barber F, Click S. Meniscal repair rehabilitation with concurrent anterior cruciate reconstruction. J Orthop Sports Phys Ther. 1997;13(4):433–7.

5. Palmieri-Smith RM, Thomas AC, Wojtys EM. Maximizing quadriceps strength after ACL reconstruction. Clin Sports Med. 2008;27(3):405–24.

6. Fitzgerald GK, Piva SR, Irrgang JJ. A modified neuromuscular electrical stimulation protocol for quadriceps strength training following anterior cruciate ligament reconstruction. J Orthop Sports Phys Ther. 2003;33(9):492–501.

7. Becker R, Wirz D, Wolf C, Göpfert B, Nebelung W, Friederich N. Measurement of meniscofemoral contact pressure after repair of bucket-handle tears with biodegradable implants. Arch Orthop Trauma Surg. 2005;125(4):254–60.

8. Johal P, Williams A, Wragg P, Hunt D, Gedroyc W. Tibio-femoral movement in the living knee. A study of weight bearing and non-weight bearing knee kinematics using 'interventional' MRI. J Biomech. 2005; 38(2):269–76.

9. Stärke C, Kopf S, Petersen W, Becker R. Meniscal repair. Arthroscopy. 2009;25(9):1033–44.

10. Steinkamp LA, Dillingham MF, Markel MD, Hill JA, Kaufman KR. Biomechanical considerations in patellofemoral joint rehabilitation. Am J Sports Med. 1993;21(3):438–44.

11. Gray JC. Neural and vascular anatomy of the menisci of the human knee. J Orthop Sports Phys Ther. 1999;29(1):23–30.

12. Bizzini M, Gorelick M, Drobny T. Lateral meniscus repair in a professional ice hockey goaltender: a case report with a 5-year follow-up. J Orthop Sports Phys Ther. 2006;36(2):89–100.

13. Ihara H, Nakayama A. Dynamic joint control training for knee ligament injuries. Am J Sports Med. 1986;14(4):309–15.

14. Wojtys EM, Huston LJ, Taylor PD, Bastian SD. Neuromuscular adaptations in isokinetic, isotonic, and agility training programs. Am J Sports Med. 1996;24(2):187–92.

15. Shelbourne KD, Patel DV, Adsit WS, Porter DA. Rehabilitation after meniscal repair. Clin Sports Med. 1996;15(3):595–612.